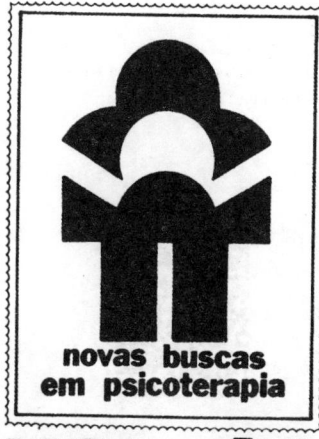

novas buscas
em psicoterapia

VOL. 48

CB024499

Dados Internacionais de Catalogação na Publicação (CIP)
(Câmara Brasileira do Livro, SP, Brasil)

Weinrib, Estelle L.

Imagens do self: o processo terapêutico na caixa-de-areia /
Estelle L. Weinrib; prefácio de Dora M. Kalff [tradução David
Gilbert Aubert]. - São Paulo : Summus, 1993.

Título original: Images of the self: the sandplay therapy
process.
Bibliografia.
ISBN 978-85-323-0394-3

1. Caixa-de-areia - Uso terapêutico 2. Jung, Carl Gustav, 1875-1961
3. Ludoterapia 4. Psicoterapia I. Título

	CDD-616.891653
92-1893	NML-WM 420

Índices para catálogo sistemático:
1. Caixa-de-areia : Psicoterapia   616.891653

www.summus.com.br

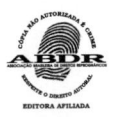

EDITORA AFILIADA

Imagens do self

O processo terapêutico na caixa-de-areia

Estelle L. Weinrib

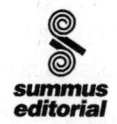

summus
editorial

Do original em língua inglesa
IMAGES OF THE SELF
The sandplay therapy process
Copyright© 1983 by Estelle L. Weinrib
Direitos desta tradução adquiridos por Summus Editorial

Tradução: **David Gilbert Aubert**
Revisão técnica: **Denise Gimenez Ramos**
Prefácio: **Dora Kalff**
Capa: **Carlo Zuffellato/Paulo Humberto Almeida**
Impressão: **Sumago Gráfica Editorial Ltda.**

Summus Editorial
Departamento editorial:
Rua Itapicuru, 613 – 7º andar
05006-000 – São Paulo – SP
Fone: (11) 3872-3322
Fax: (11) 3872-7476
http://www.summus.com.br
e-mail: summus@summus.com.br

Atendimento ao consumidor:
Summus Editorial
Fone: (11) 3865-9890

Vendas por atacado:
Fone: (11) 3873-8638
Fax: (11) 3873-7085
e-mail: vendas@summus.com.br

Impresso no Brasil

NOVAS BUSCAS EM PSICOTERAPIA

Esta coleção tem como intuito colocar ao alcance do público interessado as novas formas de psicoterapia que vêm se desenvolvendo mais recentemente em outros continentes.

Tais desenvolvimentos têm suas origens, por um lado, na grande fertilidade que caracteriza o trabalho no campo da psicoterapia nas últimas décadas, e, por outro, na ampliação das solicitações a que está sujeito o psicólogo, por parte dos clientes que o procuram.

É cada vez maior o número de pessoas interessadas em ampliar suas possibilidades de experiência, em desenvolver novos sentidos para suas vidas, em aumentar sua capacidade de contato consigo mesmas, com os outros e com os acontecimentos.

Estas novas solicitações, ao lado das frustrações impostas pelas limitações do trabalho clínico tradicional, inspiram a busca de novas formas de atuar junto ao cliente.

Embora seja dedicada às novas gerações de psicólogos e psiquiatras em formação, e represente enriquecimento e atualização para os profissionais filiados a outras orientações em psicoterapia, esta coleção vem suprir o interesse crescente do público em geral pelas contribuições que este ramo da Psicologia tem a oferecer à vida do homem atual.

Para Steve, Amy e Ken

SUMÁRIO

APRESENTAÇÃO DA EDIÇÃO BRASILEIRA

Conheci Estelle há alguns anos, quando estudava em Nova York e decidi fazer análise.

Seu sorriso amplo, generoso, logo me conquistou e durante dois anos tivemos um relacionamento intenso. Aliás, este é um adjetivo que a define bem. Eu diria que tudo que Estelle faz é com intensidade. Estelle é uma artista (sua primeira profissão) e excelente analista. Seu senso estético, sua teatralidade manifestam-se nos menores gestos. Durante minha análise pude sentir seu completo e correto envolvimento com meu processo, sua co-participação nas minhas angústias e sofrimentos. Ao seu lado, a solidão inerente à compreensão do *Self* era mitigada. Sua voz, sua firmeza e seu carinho são uma presença, ainda hoje, nos momentos de reflexão, assim como vários cenários com ela realizados.

O primeiro impacto ao deparar-me com as miniaturas e com a caixa-de-areia foi de surpresa. Fiz a pergunta que agora ouço de muitos pacientes: "Você cuida de crianças?" Temeroso, o adulto encolhe-se diante dos "brinquedos", sentindo-se ameaçado pela idéia de ter que "brincar". Passado o medo, começa o encantamento, e a resistência antes tão acirrada transforma-se num pedido para "brincar mais".

A terapia na caixa-de-areia foi criada por Dora Kalff, em Zurique, e levada para os Estados Unidos por Estelle, daí difundindo-se amplamente. Vários grupos, tanto na Europa quanto na América, têm sido formados para estudá-la, e aqui no Brasil o interesse é crescente.

Utilizada como técnica central por D. Kalff e como técnica auxiliar por Estelle, tem se revelado um excelente instrumento tanto para diagnóstico quanto para o tratamento psicológico. Ao compor um cenário, o paciente nos fornece um constante retrato de seu estado emocional e um claro espelho do seu desenvolvimento analítico.

Por outro lado, os diapositivos dos cenários são um riquíssimo material de pesquisa, tão raro de ser obtido dentro do campo clínico, onde as intersubjetividades dificultam um pensar mais científico.

Tenho usado essa técnica nos últimos treze anos, e a cada vez tenho descoberto mais nuances para melhor aproveitá-la. O espaço livre e protegido para a psique se manifestar é um achado dentro do contexto terapêutico e das condições da vida moderna, tão limitadas neste sentido. Ao entrar em contato com a caixa, a psique liberta-se. Ali, o inconsciente fala e grandes descobertas são realizadas. O processo pode se tornar tão criativo que o paciente fantasia ou sonha com o cenário que precisa ou deseja compor.

Os processos são elaborados sem interpretações redutivistas, diminuindo a participação invasiva ou intervencionista do terapeuta. O respeito pelo *Self* é assim mantido e preservado, tal como C. G. Jung tanto propagou e insistiu. O fato de o paciente não precisar ter nenhuma habilidade especial, gráfica ou artística, tem sido também um fator amplamente facilitador.

A terapia na caixa-de-areia é um processo único e só aqueles que a experimentam podem dimensionar adequadamente seu valor.

Este livro introduz um trabalho precioso, e tenho certeza que será útil a todos que buscam um caminho consciente para a expressão do *Self*.

Denise Gimenez Ramos
Maio, 1992

P.S.: Cuidado! Essa técnica pode viciar o analista, tornando-o um comprador compulsivo de miniaturas.

NOTA DA AUTORA

Após anos de uma produtiva e gratificante análise junguiana, tive a oportunidade de passar um verão nos arredores de Zurique fazendo uma intensa terapia na caixa-de-areia, com Dora M. Kalff. Em semanas, atingi um nível anteriormente desconhecido do meu ser que me comoveu e me deixou estupefata. No começo, atribuí isto a meu processo e desenvolvimento analítico anterior e às prodigiosas qualidades pessoais de Dora Kalff. Embora intrigada, não estava convencida de que a caixa-de-areia, por si só, poderia ter adicionado uma nova dimensão desta ordem. No entanto, mais tarde, após anos de estudo com Kalff, incorporei a caixa-de-areia à minha prática analítica e descobri que por si só ela acelera e aprofunda o processo terapêutico. Provou ser uma abordagem terapêutica insubstituível, sobre a qual ainda não se sabe o suficiente. Este livro é um esforço visando preencher esta lacuna.

Sou profundamente grata a Dora Kalff por seus pacientes ensinamentos e por sua generosidade em repartir suas idéias e experiências ao longo de incontáveis horas. Nutro a maior admiração por sua criatividade e espírito pioneiro.

Sou também muito grata aos meus pacientes, que tanto me ensinaram, especialmente aqueles que me permitiram usar o seu material; à minha atenciosa colega Gilda Frantz, sem a qual este livro talvez jamais teria aparecido; e Katherine Bradway, pela cuidadosa e demorada leitura dos originais e valiosas sugestões para melhorá-lo; a minha amiga, professora Bettina Knapp, pela orientação através dos tortuosos caminhos de criação literária; a Selma Shapiro cuja inteligência e paciência na infindável e repetida datilografia foi um grande conforto; aos meus amorosos e estimulantes filhos; e, principalmente, ao meu incomparável marido — aquele que manteve acesa a chama. Sou uma mulher feliz.

Estelle Weinrib

PREFÁCIO

Estelle Weinrib escreveu uma obra valiosa sobre terapia na caixa-de-areia, que elucida muitas idéias importantes para a compreensão de sua aplicação. Ela comenta com autoridade os aspectos práticos e teóricos da caixa-de-areia e ilustra sua experiência com um caso. Este caso mostra que a caixa-de-areia pode ser usada como um poderoso meio para atingir profundas experiências internas capazes de gerar transformações. Da sua descrição, sente-se que — como terapeuta — ela consegue realmente participar desses acontecimentos e criar um espaço favorável para seu surgimento e transformação. Ela é capaz, ao mesmo tempo, de oferecer uma interpretação consistente e convincente do material, sem ser dogmática. De acordo com a minha experiência, é muito importante que, ao oferecermos nossa própria interpretação, deixemos espaço suficiente para outras sugestões e *insights*. Porque com a caixa-de-areia lidamos com uma experiência viva, e seria presunçoso achar que é possível descrevê-la exaustivamente num nível conceitual.

Estelle Weinrib destaca corretamente o caráter não-verbal do processo que ocorre através da caixa-de-areia. Pode-se talvez dizer que a cura acontece ao nível do que Neumann chama de "consciência matriarcal". Embora este nível de consciência possa ser chamado de matriarcal, isto não significa que exista uma preponderância do simbolismo feminino. A união simbólica dos opostos, no nível abstrato dos princípios tal como o céu e a terra, ou no nível humano de homem e mulher, é uma característica importante do processo, também neste nível pré-verbal.

Concordo com Estelle Weinrib em que inicialmente podemos falar sobre uma regressão criativa em direção a um nível instintivo do ser. É também verdade que os desenvolvimentos que ocorrem após a constelação do *Self*, e que levam a uma nova estrutura do ego, são de natureza progressiva. Podemos observar que na fase não-verbal do processo, quando a interpretação analítica ainda não é revelada, já pode ocorrer uma mudança positiva na atitude para com o mundo exterior e com outras pessoas. Isto acontece mesmo quando me abstenho de uma discussão analítica simultânea de sonhos e padrões comportamentais gerais. Especialmente na fase inicial, prefiro criar um espaço aberto para que os impulsos internos do inconsciente se manifestem sem a interferência de uma conceitualização prematura. Quando o processo chega a um ponto bem avançado em direção à constelação do *Self*, o trabalho verbal e analítico se torna mais importante. É neste estágio que o processo inconsciente que se expressou na caixa-de-areia pode ser integrado numa apreciação consciente das mudanças que ocorreram. Para mim, esta fase da elucidação é uma parte integral da terapia na caixa-de-areia.

Em alguns casos, as pessoas não querem falar imediatamente após a criação do último cenário na caixa-de-areia, devido à própria profundidade da experiência pela qual passaram. Posteriormente, poderão voltar a olhar os cenários e trabalhar mais analiticamente com eles.

Fiquei muito impressionada com o trabalho de alguns dos meus estudantes japoneses, que mostra uma comunicação não-verbal muito positiva através da caixa-de-areia e resulta numa impressionante mudança no paciente. Neste contexto, o professor Kawai fala de uma transferência no nível hara — uma comunicação direta do centro de uma pessoa para o centro de uma outra pessoa. No entanto, devemos considerar que há uma notável diferença de mentalidade entre a cultura da maior parte do mundo ocidental e a cultura japonesa. É possível, portanto, que uma integração conceitual da experiência seja mais importante na nossa cultura do que na deles.

Dora M. Kalff

PARTE I

A TERAPIA NA CAIXA-DE-AREIA: TEORIA E PRÁTICA

1. INTRODUÇÃO

A terapia na caixa-de-areia é uma forma de terapia não-verbal e não-racional, que atinge um nível profundo pré-verbal da psique. Nesta modalidade psicoterapêutica, os pacientes criam cenas tridimensionais, cenários ou desenhos abstratos numa caixa de tamanho específico, usando areia, água e um grande número de miniaturas realistas. Contrariamente à prática comum de análise onírica verbal, as interpretações não são dadas quando da criação dos cenários. Embora o paciente possa associar à areia cenários que ele associaria a um sonho, o terapeuta é receptivo, mas faz apenas um mínimo de comentários. A interpretação é adiada até que se tenha alcançado um certo grau de estabilidade do ego. O motivo desta prática incomum e outros pontos aqui citados serão discutidos posteriormente.

Um postulado básico da terapia na caixa-de-areia é o de que há, nas profundezas do inconsciente, uma tendência autônoma para a psique se curar sozinha, desde que haja condições adequadas.

À medida que uma análise verbal dos sonhos, da personalidade e dos problemas da vida progride em direção a uma consciência ampliada, o processo na caixa-de-areia estimula uma **regressão** criativa que permite a cura. Resumindo, dois processos separados mas relacionados estão ocorrendo e a interação entre eles parece apressar e enriquecer o trabalho terapêutico.[1]

A terapia na caixa-de-areia permite uma expressão tangível tridimensional dos conteúdos incipientes, inconscientes. Os cenários na areia representam figuras e paisagens do mundo interior e exterior, situando-se aparentemente entre estes dois mundos e ligando-os.

A terapia na caixa-de-areia dá condições para que um período incubatório, tipo uterino, torne possível a reparação da imagem materna danificada, o que, por sua vez, permite a **constelação** e a ativação do **Self**,[2] a subseqüente cura do **ego** ferido e a recuperação da criança interna, com todas as implicações em termos de renovação psicológica (veja Capítulo 5).

---

1. A partir de um certo ponto, o processo na caixa-de-areia torna-se progressivo. Este desenvolvimento será visto adiante.
2. Veja o Glossário, para definição das palavras em destaque negrito.

2. A EVOLUÇÃO DA TERAPIA NA CAIXA-DE-AREIA

CÍRCULOS MÁGICOS E FANTASIAS

Pode-se dizer que as tribos mais primitivas, que desenhavam na terra círculos mágicos protetores, foram as precursoras da prática da terapia na caixa-de-areia.

O paralelo cultural mais próximo com a terapia na caixa-de-areia parece ser a pintura na areia da religião dos índios navajo, onde cenários ritualísticos na areia são extensivamente usados durante cerimônias de cura, adivinhação, exorcismo e outras.

Os cenários são preparados por cantores ou curandeiros e assistentes iniciados, que moldam e pintam figuras simbólicas de areia no chão, em disposição preestabelecida, circundadas por limites "guardiões" marcados na areia. As figuras representam divindades mitológicas em forma humana ou animal, além de símbolos naturais ou geométricos, todas geralmente dispostas nos quadrantes em torno de um centro, o que bem sugere a forma da **mandala**, exceto que o limite exterior (circular, quadrado ou retangular) tem uma abertura, para permitir que o mal saia e o bem entre.

Essas pinturas na areia podem ser bem simples ou terem até 6 metros de diâmetro e serem muito elaboradas, exigindo até quarenta assistentes e de oito a dez horas para completar. Quando o quadro estiver terminado, o paciente ou o consulente senta sobre ele, enquanto o sacerdote-cantor aplica a areia das várias figuras do quadro sobre determinadas partes do corpo do paciente. Tudo isso serve para identificar o paciente com as divindades representadas no quadro. Além disso, a própria areia é considerada como portadora de propriedades curativas: diz-se que o paciente absorve o bem da areia enquanto que a areia absorve o mal que ele contiver. Acredita-se que as pinturas contenham mana e sejam sagradas:

> Testemunhar o preparo de um cenário na areia pode ser perigoso para o não-iniciado... Mas há uma época em que nem mesmo o iniciado deve contemplar o término da preparação do quadro na areia; é o momento da santificação, quando o quadro se torna sagrado, o instante em que o guardião (limite) circundante do quadro na areia é começado (Reichard, 1974, p. 160).

Os quadros representam somente bênçãos, atraem o bem e repelem o mal. Acredita-se que sejam muito eficazes, principalmente no tratamento de traumas, quando o paciente sofreu um choque ou susto, a ponto de ficar inconsciente (Reichard, p. 681). Os quadros na areia também "corrigem sintomas causados pela contemplação de coisas sobrenaturais demasiado fortes para o paciente" (Reichard, p. 717).

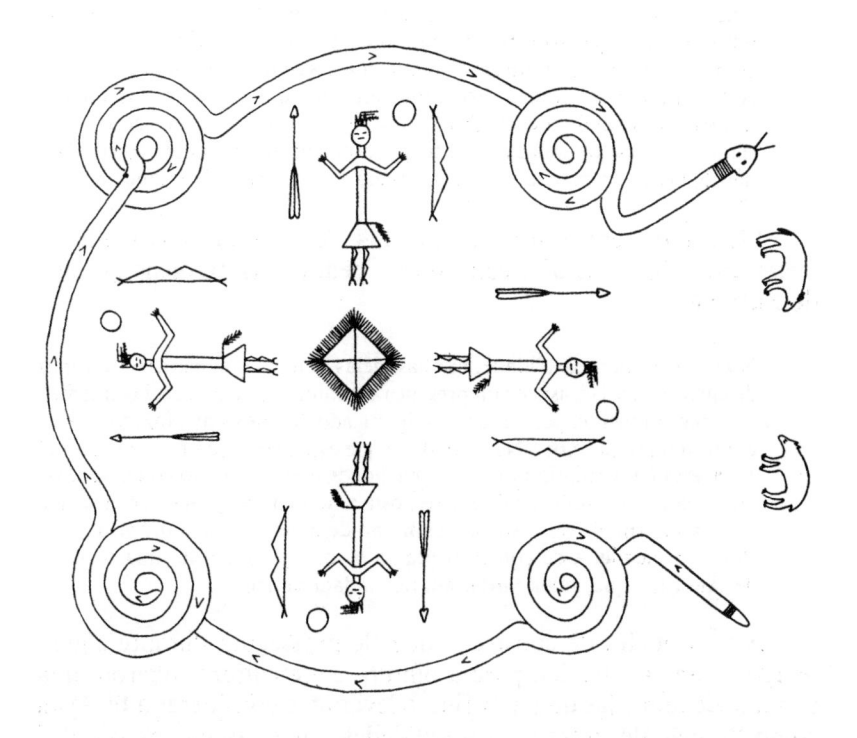

1. Quadro da cobra sem fim na areia.
Um ritual de cura da tribo navajo.

O primeiro junguiano a se envolver com a terapia na caixa-de-areia pode ter sido o próprio Jung, que em sua autobiografia, *Memories, Dreams, Reflections* [*Memórias, sonhos e reflexões*] descreveu como, em 1912, se defrontou com um jogo do tipo curativo (Stewart, 1977, pp. 9-11).

Após o seu rompimento com Freud, Jung se encontrava num penoso estado de confusão interna, que não cedia nem à análise de seus sonhos nem a um exame de sua vida. Decidiu então se submeter aos impulsos do inconsciente, fazer o que lhe aprouvesse. Lembrou que, quando menino, fazia castelos e construções de pedra e massa de terra e água. Em *Memories, Dreams, Reflections* (1962, p. 174), ele escreve:

O menino ainda está por aí e possui uma vida criativa que me falta. Como é que posso chegar até lá? Pois, como adulto, me parecia impossível lançar uma ponte entre a minha idade atual e os meus onze anos. No entanto, se quisesse restabelecer contato com aquele período, não tinha escolha a não ser voltar até ele e novamente assumir aquela vida de criança com brincadeiras infantis. Este momento foi um ponto de virada no meu destino, mas somente cedi após muita resistência e com um senso de resignação. Pois foi uma experiência penosamente humilhante perceber que não havia nada mais a ser feito, exceto brincadeiras de criança.

Ele então escreve (*op. cit.*, pp. 174-175) que brincou regular e seriamente, dia após dia, com terra e pedras nas margens do lago de Zurique:

No decorrer dessa atividade, minhas idéias se tornaram claras e fui capaz de entender as fantasias cuja presença em mim sentia apenas vagamente.
Naturalmente, pensei sobre o significado do que estava fazendo e perguntei a mim mesmo: "Na verdade, o que é que você está fazendo agora? Você está construindo uma pequena cidade e está fazendo como se fosse um ritual!" Não tinha nenhuma resposta às minhas perguntas, apenas uma certeza interna de que estava a caminho de descobrir meu próprio mito. Pois a brincadeira de construir era só o começo. Liberou uma torrente de fantasias que, mais tarde, anotei cuidadosamente.

A brincadeira de construir, que ele prosseguiu durante algum tempo e depois estendeu para a pintura e a escultura, liberou uma torrente de fantasias que, por fim, o levaram a considerar a **fantasia** como "a mãe de todas as possibilidades, onde, assim como todos os opostos psicológicos, os mundos interno e externo são unificados numa união viva" (*Collected Works*, vol. 6, p. 52).

A forma concreta que deu às suas próprias fantasias e a observação posterior dos seus pacientes levaram-no à descoberta do processo de **individuação**, da **função transcendente** e da técnica da **imaginação ativa**.

PIONEIROS DA TERAPIA NA CAIXA-DE-AREIA

A caixa-de-areia propriamente dita teve origem na Inglaterra, com Margaret Lowenfeld, que, em 1935, publicou um livro sobre o assunto, intitulado *World Techniques: Play in Childhood* [*Técnicas do Mundo: Brincadeiras na Infância*]. Ela atribuiu a inspiração do método ao livro *Floor Games*, de J. G. Wells, publicado em 1911. O método, logo chamado de Técnicas do Mundo, foi usado pela dra. Lowenfeld, psiquiatra freudiana, no Instituto de Psicologia Infantil em Londres e subseqüentemente por clínicos em outros países. Em 1956, após trabalhar no Instituto Jung durante seis anos, Dora M. Kalff assistiu a uma conferência psiquiátrica em Zurique e ficou impressionada com uma exibição da dra. Lowenfeld sobre as Técnicas do Mundo.[3] Incentivada por Jung, que era seu mentor e amigo, Kalff foi para Londres estudar e trabalhar com Lowenfeld e outros, incluindo Michael Fordham e D. W. Winnicott. A experiência de Kalff em Londres ajudou-a a esclarecer a futura direção do seu trabalho.

Retornando à Suíça, ela iniciou a sua prática com crianças, usando simbologia junguiana e desenvolvendo sua própria versão da terapia na caixa-de-areia. Começou com a hipótese básica, postulada por Jung, de que há na psique humana um impulso fundamental em direção à totalidade e a cura. Para que a cura pudesse ocorrer, decidiu dar ao paciente "um espaço livre", aceitá-lo incondicionalmente, observar sem emitir juízos e ser orientada somente pelas suas próprias observações (Kalff, *Sandplay: A Psychotherapeutic Approach to the Psyche* [*Caixa-de-areia: uma abordagem psicoterapêutica da psique*], 1980. Já que na época ela era a única analista junguiana que fazia terapia com crianças em Zurique, não havia ninguém com quem pudesse conversar, salvo o próprio Jung, que lhe deu estímulo, conselhos, ajuda psicológica e consolo, na medida em que o tempo permitia.

Dora usava uma abordagem não-verbal, não fazendo nada que pudesse interferir no processo da criança. Simplesmente observava e aceitava o que ocorria na sessão. Ela se preparava para a próxima sessão com a criança tentando assimilar o que tinha ocorrido na sessão anterior.

A abordagem aqui é semelhante à de Jung, que escreve, em *Memories, Dreams* (p. 170) sobre o início do seu método de interpretação dos sonhos:

> Senti necessidade de desenvolver uma nova atitude para com os meus pacientes. Resolvi de início não despejar teoria em cima deles, mas esperar e ver o que me diriam por sua própria conta. Minha meta ficou sendo deixar as coisas ao acaso.
> Quando os pacientes contaram seus sonhos e fantasias espontaneamente, as interpretações pareciam sair das suas próprias respostas e asso-

---

3. A informação biográfica foi extraída de uma conversa pessoal com Kalff, em 1972.

ciações. Evitei todos os pontos de vista teóricos e simplesmente ajudei os pacientes a compreenderem por sua própria conta as imagens oníricas, sem aplicação de regras ou teorias.

Desde o início, os pacientes de Kalff fizeram rápidos e emocionantes progressos. Logo se tornou evidente que estava ocorrendo um processo autônomo, pois poucos ou nenhum comentários ou explicações estavam sendo dados às crianças.

Kalff começou a reconhecer estágios de desenvolvimento nos cenários na areia (a serem descritos posteriormente) como nítidas expressões de uma maturidade psicológica que estava ocorrendo na criança. Mas ela não tinha nenhum esquema conceitual de referência para explicar os fenômenos.

Depois de assistir a uma conferência dada por Erich Neumann, um eminente analista junguiano, sobre suas idéias a respeito do desenvolvimento psicológico na primeira infância, Kalff e Neumann tiveram conversas que convenceram a ambos de que a prática de Kalff estava confirmando e comprovando as formulações teóricas dele. Neumann, que nunca clinicara com crianças, havia desenvolvido os conceitos de uma forma puramente teórica. Planejaram fazer alguma pesquisa em conjunto mas, infelizmente, logo após esta conversa, Neumann veio a falecer.

Assim, Kalff começou a fazer terapia na caixa-de-areia com adultos e descobriu que ocorria um processo de desenvolvimento semelhante ao das crianças, indicando que essa terapia operava num nível bem primitivo do inconsciente.

Posteriormente, Kalff conheceu o renomado erudito zen, D. Z. Suzuki, e trocou idéias com ele. Na prática de Kalff de adiar a interpretação, Suzuki viu um paralelo com a prática zen, pela qual o discípulo/aquele-que-procura-a-sabedoria *não* recebe uma resposta direta à sua pergunta mas é, ao invés disso, jogado de volta à sua imaginação e recursos internos. O contato com Suzuki reforçou em Kalff o sentimento de que estava na trilha certa.

3. UM JOGO SEM REGRAS

O equipamento básico para a caixa-de-areia consiste numa caixa retangular rasa, com dimensões de 72 × 50 × 7,5 cm e cheia até a metade com areia. O lado interno da caixa é revestido com uma chapa de metal ou plástico rígido e cor azul-claro. Afastando a areia de uma parte do fundo da caixa, tem-se a impressão de água azul que pode servir de rio, lago ou oceano. Como a caixa tem revestimento à prova de água (metal ou plástico), pode-se usar água para molhar a areia, de modo que possa ser moldada. Centenas de miniaturas e pequenos objetos são dispostos em prateleiras abertas e estão disponíveis para uso ao se fazer um cenário na areia. As miniaturas incluem representações realistas de animais selvagens e domésticos, peixes, aves, conchas e materiais de profissões, carros, trens, navios, aviões, pontes, construções, igrejas, ferramentas de trabalho, árvores e flores, figuras humanas (adultos e crianças de muitas nacionalidades e raças em várias situações de vida: fazendeiros, operários, soldados, cavaleiros, esquimós, africanos, asiáticos etc.). Resumindo, objetos simbólicos com os quais se pode criar um mundo. As miniaturas devem ser de boa qualidade, de modo a se tornarem atraentes e estimularem o senso estético e criativo do paciente.

Nenhuma instrução é dada. O paciente é simplesmente encorajado a criar aquilo que desejar na caixa-de-areia. Ele pode querer fazer uma paisagem ou qualquer outro tipo de cenário ou decidir esculpir ou apenas brincar com a areia. Usando a caixa-de-areia, o paciente está livre para colocar para fora as suas fantasias, externar e tornar concreto o seu mundo interior numa representação tridimensional.

O terapeuta senta silenciosamente a uma pequena distância, observa as reações e comportamento do paciente, o desenvolvimento do cenário e desenha um esboço dele para identificar os objetos para estudo posterior. O paciente pode falar ou não. Pode ficar completamente quieto ou pode falar espontaneamente sobre o cenário, contar a história ou dar uma explicação do que está fazendo e o que os objetos significam para ele. Freqüentemente, algo no cenário induz o paciente a falar de lembranças pessoais ou preocupações atuais.

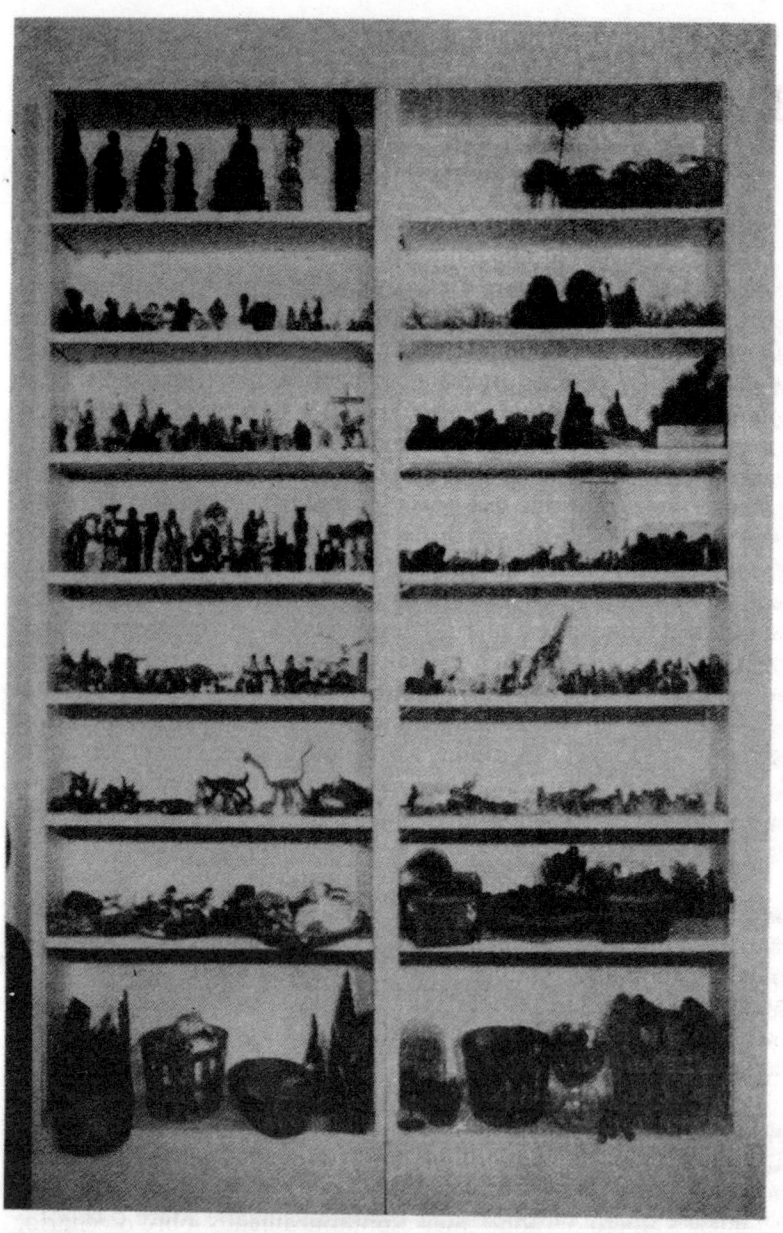

2. Figuras da caixa-de-areia.

Algumas vezes, após reagir ao cenário, ele decide mudá-lo, o que pode fazer livremente, podendo-se observar um desenvolvimento, talvez simplesmente pelo fato de ter criado o cenário e ter reagido a ele.

O simples fato de compor o cenário parece ter um efeito benéfico. Pacientes profundamente **introvertidos** ou muito tensos tendem a relaxar. Pacientes hiperativos ou histéricos tendem a se acalmar, como se o fato de tocar uma realidade concreta e tridimensional tivesse por si só um efeito calmante. É particularmente eficaz com pacientes que tendem a verbalizar, racionalizar ou intelectualizar demais, e, obviamente, com o tipo oposto de pacientes — aqueles que têm dificuldade em verbalizar qualquer coisa. Os pacientes **intuitivos** se beneficiam com o aspecto concreto do processo, que tende a brecá-los e "colocá-los com os pés no chão".[4] O terapeuta escuta, observa e participa empática e cognitivamente, com o mínimo de verbalização possível.

Terminado o cenário, o terapeuta pode pedir ao paciente para contar a história do cenário, fazer perguntas relevantes ou extrair os comentários e associações do paciente referentes ao cenário, ou ainda falar de assuntos sugeridos por ele. Começando com aqueles comentários e associações que vêm espontaneamente do paciente, o terapeuta avalia o cenário à luz da simbologia junguiana e das ampliações **arquetípicas** que emergem.

Neste momento, o terapeuta não dá esta informação, nem pressiona associações ou confronta o paciente de qualquer maneira. As interpretações podem implicar juízo de valor — ou podem ser inferidas.[5] A finalidade da caixa-de-areia é realmente oferecer um jogo livre, destituído de regras e em circunstâncias seguras. Ela oferece uma oportunidade de ser ou de agir livre de impedimentos. Pressionar associações seria encorajar a atividade cerebral, o que não é desejável aqui, exceto se ocorrer de forma espontânea. Pressionar por associações estimularia a atividade cerebral e verbal e a expectativa de resposta do terapeuta.

(Faço algumas exceções a esta prática. Se o paciente não gosta da caixa-de-areia e for cético quanto ao seu valor, comento algum aspecto de um cenário anterior para lhe garantir que os seus cenários estão, de fato, comunicando os seus sentimentos não-verbalizados, além de outras informações valiosas. Há outras exceções: se um tema específico for de importância urgente ou se um paciente está

---

4. Casos em que a terapia na caixa-de-areia não é eficaz e nem adequada serão debatidos mais adiante.
5. Um fundamento lógico-conceitual mais detalhado para adiar a interpretação será encontrado adiante.

com ansiedade aguda e precisa da segurança da compreensão cognitiva.)

Evidentemente, o terapeuta está livre para usar indiretamente, na análise verbal, qualquer idéia extraída do processo na caixa-de-areia. De fato, a resposta do paciente à introdução dessas idéias é uma maneira de conferir a validade da "leitura" que o analista faz dos cenários.

Um cenário na areia nunca é desmontado na presença do paciente. Quando ele sai com seu cenário intato, permanece uma impressão a partir da qual algo novo pode evoluir. Várias vezes, os pacientes dizem que carregam a imagem com eles, achando-a confortadora. Às vezes, eles mudam a imagem mentalmente. Outras vezes, planejam seu próximo cenário a partir do anterior.

Destruir o cenário na presença do paciente seria desvalorizar uma criação completa, quebrar o vínculo entre ele e o seu eu interior e o vínculo silencioso com o terapeuta.

São feitos *slides* do cenário após a saída do paciente. A partir de um certo momento, quando o ego se tornou suficientemente forte para integrar adequadamente o material ou quando for de mútuo acordo, o terapeuta projeta os *slides* para o paciente. Neste ponto, explicações, ampliações e interpretações podem ser dadas e perguntas são respondidas. Freqüentemente, mesmo nestes casos, pouco precisa ser dito, pois os próprios *slides* parecem falar diretamente ao paciente, já que ele vê cenários do seu próprio processo de desenvolvimento. Então, num certo sentido, o processo na caixa-de-areia pode ser comparado a um longo sonho ou à imaginação ativa a serem trabalhados.

Jung fez algo semelhante ao lidar com material onírico no livro *Psychology and Alchemy* [*Psicologia e alquimia*] (*Collected Works*, vol. 12). Ele diz:

> O intelecto não faz nenhuma objeção quanto a "analisar" o inconsciente como um objeto passivo; ao contrário, tal atividade coincidiria com as nossas expectativas racionais. Mas deixar o inconsciente seguir o seu próprio caminho e senti-lo como uma realidade, é algo que excede a coragem e a capacidade da pessoa comum. (p. 52)
> ... o doutor... que tenta corrigir a misteriosa e praticamente inescrutável atividade da natureza com a sua assim chamada atitude científica, está simplesmente colocando a sua sofisticação banal em lugar dos processos de cura da natureza... (p. 223)

Na caixa-de-areia, nenhuma interpretação é dada até que o processo esteja terminado e os *slides* sejam mostrados, porque o terapeuta usa *insights* acumulados dos cenários de areia nas sessões analíticas, assim como as idéias obtidas analiticamente lançam luz sobre o significado dos cenários.

No entanto, o valor da exibição retrospectiva de *slides* é múltiplo. Ajuda a tornar mais concreta a experiência com o inconsciente. Reitera e reforça a mudança. O impacto sobre o paciente pode provocar mais mudanças. Às vezes, os pacientes querem que os *slides* sejam mostrados a seus companheiros. O companheiro também pode ser afetado, como se o inconsciente do paciente lhe falasse.

A apresentação de *slides* dá uma outra dimensão da experiência terapêutica, já que o paciente pode ver literalmente onde estava e o que criou.

Na apresentação de *slides*, o terapeuta pode ajudar o paciente a fazer ligações entre as imagens visuais e os acontecimentos da sua vida interior e exterior. Freqüentemente, os pacientes reconhecem as ligações dos significados simbólicos dos cenários com eles próprios, o que reforça o seu senso de competência. Freqüentemente, novos *insights* são acumulados tanto pelo terapeuta como pelo paciente à medida que estudam os *slides*. Às vezes, o paciente vê ligações que passaram desapercebidas do terapeuta.

Pela sua própria natureza, a exibição de *slides* é uma ocasião para reforçar o ego do paciente. Afinal, é uma mostra para e sobre ele, criado por ele. Decididamente, não é hora de o terapeuta demonstrar o seu "rico" conhecimento dos arquétipos nem a sua "brilhante" criatividade.

De maneira geral, a quantidade de informação interpretativa ou arquetípica amplificada oferecida ao paciente na exibição dos *slides* (assim como na interpretação de sonhos no processo analítico) depende da prontidão do ego em absorvê-la e do interesse e capacidade do paciente em compreendê-la.

Pode ocorrer que um paciente não esteja particularmente interessado em ver os *slides*. É como se a criação dos cenários tivesse sido um desempenho em si, que fechou a **gestalt**. O paciente já ultrapassou essa fase na sua vida. Simplesmente passou e não é mais importante.

Por outro lado, a apresentação de *slides* pode ser comovente, excitante ou simplesmente divertida. Pode ter também um efeito **inflacionário**. O terapeuta deve ser sensível a todos os itens acima e à possibilidade de que ele e o paciente podem estar olhando para as imagens da alma do paciente.

Como o terapeuta fala muito pouco durante o processo na caixa-de-areia, é particularmente importante que escolha as suas palavras com cuidado. Reconhecendo que uma intervenção prematura no processo, exceto em casos especiais, pode perturbar o que é concebido como um processo de cura essencialmente inconsciente, o terapeuta deve disciplinar a sua vontade de encontrar respostas rápidas para itens duvidosos.

Como não compartilha imediatamente a sua impressão sobre os cenários na areia e não recebe nenhum *feedback* direto do paciente, o terapeuta deve compreender que quaisquer avaliações, interpretações ou amplificações sobre os cenários são simplesmente hipóteses que estão sujeitas, a qualquer momento, a serem modificadas ou rejeitadas. Evidentemente, uma interpretação ou amplificação feita sem associações diretas ou resposta corretiva ou comprobatória do paciente pode fornecer apenas um esquema provisório de referência. Qualquer símbolo pode ter muitos significados. É aconselhável, portanto, que o terapeuta tenha um conhecimento amplo da simbologia da qual extrai interpretações. No entanto, a interpretação específica de um símbolo em especial pode ser menos importante do que o processo em si e do que o relacionamento entre o terapeuta e o paciente. É imperativo que as idéias sobre o paciente e os cenários estejam na direção certa com respeito aos itens arquetípicos e aos diagnósticos.

O terapeuta deve checar rigorosamente qualquer interpretação ou hipótese que possa inferir, a partir da realidade da vida, atitudes e comportamento do paciente. Caso contrário, correrá o risco de entrar na sua própria fantasia mágica arquetípica ou jogo intelectual, que pouco ou nada têm a ver com a psique ou a vida cotidiana do paciente.

Mesmo considerando os possíveis riscos inerentes a uma interpretação tardia, o processo na caixa-de-areia traz para a terapia o elemento jogo genuinamente livre, com tudo que isto implica em termos de liberdade e criatividade. A terapia na caixa-de-areia não é um jogo com regras. É livre e encoraja o espírito lúdico. O seu valor repousa no seu caráter vivencial, não-cerebral.

4. OITO CONCEITOS BÁSICOS

A terapia na caixa-de-areia, tal como foi desenvolvida por Kalff, se apóia, em grande parte, nas teorias de C. G. Jung e Erich Neumann. Neste capítulo, discutiremos oito conceitos pertinentes a este método: outros serão descritos nos Capítulos 5, 6 e 7. Arrisco também colocar algumas das minhas próprias idéias.

1. O desenvolvimento psicológico do indivíduo é determinado arquetipicamente e, sob circunstâncias normais, é igual para todos (Neumann, 1954).

2. A psique é constituída pelo consciente e inconsciente e pela interação entre eles, e é um sistema auto-regulador teleologicamente orientado. Contém um impulso em direção à totalidade e tem a tendência a se equilibrar através da função compensatória do inconsciente.[6] O impulso para a realização e para a totalidade (*Self*) sugere que a psique, assim como o corpo, têm, sob circunstâncias adequadas, a tendência de curar a si própria (Jung, *On the nature of the Psyche* [*A natureza da psique*], *Collected Works*, vol. 8, pp. 159-234).

3. O *Self* é a totalidade (consciente e inconsciente) da personalidade e seu centro diretor. É o fator organizador central da psique, da qual o ego, que é somente o centro da consciência, se desenvolve. Jung diz: "O ego está para o *Self* assim como o movido está para aquilo que move, ou como o objeto para o sujeito ... O *Self*, assim como o inconsciente, é algo existente *a priori*, do qual brota o ego. É, por assim dizer, uma prefiguração inconsciente do ego" (*Collected Works*, vol. 11, p. 259, par. 391).

À medida que a consciência moderna evoluiu, o ego ganhou preponderância sobre o *Self*, especialmente no desenvolvimento intelectual do Ocidente. A primazia do intelecto resultou numa personalidade desequilibrada, exageradamente racional, sujeita a neuroses. A autonomia do ego é limitada, já que suas raízes estão no incons-

---

6. Aqui, "compensação" implica a existência de um relacionamento entre a mente consciente e a inconsciente, pelo qual um conteúdo que falta na consciência, necessário para a totalidade da personalidade, irá aparecer de forma acentuada no inconsciente, tornando-se conhecido por meio de um sonho ou de um afeto poderoso, proveniente de um complexo ativado.

ciente. O ego é vulnerável às influências dos **complexos** emocionalmente carregados que agem de maneira compensatória. Quanto mais o ego procura suprimir ou ignorar um complexo ativado, tanto mais o complexo irá tirar o controle do ego. (Apesar da afirmação da vontade consciente, quem de nós não reagiu em demasia a uma situação onde um complexo foi ativado?) Uma das principais metas da análise junguiana e da terapia na caixa-de-areia é a de "relativizar o ego" — isto é, fazer com que o ego ceda a sua dominação ilusória e restabeleça uma ligação e um relacionamento duradouro entre o consciente e o inconsciente.

4. A reinterpretação da teoria do incesto por Jung sugere que: assim como a mãe é a fonte da vida física, também o inconsciente é a fonte da vida psicológica. Portanto, a mãe e o inconsciente podem ser vistos como símbolos femininos equivalentes. O impulso de retorno à mãe pode ser visto como um impulso de volta ao inconsciente. Sob certas circunstâncias, isso pode ser regressivo, levando à neurose e à psicose; doença psicológica ou morte. Em outras circunstâncias, ou seja, no processo de individuação, a regressão pode ser temporária e em prol de uma renovação psicológica e do renascimento simbólico (*Collected Works*, vol. 5, Parte II, p. 253).

Após ser atingido um grau de maturidade (isto é, desenvolvimento do ego e separação da mãe pessoal), Jung vê o impulso para religar com a mãe simbólica (o inconsciente) como necessário no processo de individuação. De fato, a separação do inconsciente, a religação e o relacionamento duradouro com ele são as metas da análise junguiana e a essência do processo de individuação. Durante o processo psicoterapêutico, a separação e a religação podem ocorrer, e ocorrem, simultaneamente.

5. Do meu ponto de vista, cura psicológica e expansão da consciência, embora relacionados, *não* são idênticos.[7] A cura implica que ocorreu um ferimento e um possível prejuízo da função orgânica natural e, em segundo lugar, que o ferimento foi medicado e o funcionamento natural foi restabelecido. Consciência implica saber o que se está sentindo, pensando e fazendo, e a capacidade de fazer escolhas de suas ações e comunicações que estejam relativamente livres do controle dos complexos.

Resumindo, a cura psicológica envolve a restauração da capacidade de funcionar normalmente, enquanto que a consciência do ego

---

7. Kalff sugeriu que havia uma diferença entre consciência e cura, ao dizer, numa conversa, em 1972: "Não é necessário consciência racional no processo. É igual à idéia oriental de que tudo é consciência. Existe um conteúdo que simplesmente não é verbalizado ou conceitualizado. Em algum lugar, a pessoa sabe. Não é necessário tornarmos conscientes os conteúdos inconscientes para que haja cura".

está relacionada com a consciência e com a escolha do que estamos fazendo ao agirmos. Uma consciência ampliada, embora possa contribuir para a cura, não a garante. Por outro lado, a cura, através do retorno da psique ao seu funcionamento natural, cria uma condição na qual o *insight* e a consciência, que são normais à personalidade humana, irão desenvolver-se organicamente (Weinrib, 1983).

6. Neste contexto, a cura psicológica é um fenômeno emocional, não racional, que ocorre no nível matriarcal da consciência, conforme teorizado por Erich Neumann (veja adiante neste capítulo) e que Kalff chama de nível pré-verbal. A cura neste nível permite a renovação da personalidade e a expansão da consciência.

7. A cura *e* a expansão da consciência são metas desejáveis em psicoterapia. Acredito que o emprego da caixa-de-areia aprofunda e acelera o trabalho terapêutico porque dois processos estão ocorrendo. Esses processos são intimamente relacionados, porém separados. Durante o mesmo período em que uma análise verbal dos complexos, sonhos, personalidade e problemas de vida está progredindo em direção à consciência, a técnica da caixa-de-areia estimula uma regressão criativa,[8] que permite a cura exatamente devido a uma interpretação tardia e o desencorajamento deliberado de pensamento dirigido.

Na prática, os dois processos parecem estar inter-relacionados e se complementam. Embora os pacientes possam descrever imagens oníricas na caixa-de-areia, freqüentemente certas imagens ou temas aparecem na caixa-de-areia *antes* de aparecerem nos sonhos. Isto talvez ocorra porque a preparação de um cenário na areia é uma representação de uma realidade sensorial, uma ação concreta que estimula a atividade arquetípica, que então se manifesta em sonhos (ou talvez diretamente, mediante uma mudança de atitude e de comportamento) (Weinrib, 1983).

Por exemplo, se a imagem de uma ponte que liga dois elementos aparecer num sonho, a ponte é um símbolo de ligação. No entanto, na caixa-de-areia, o paciente colocou realmente uma ponte que, de fato, liga duas partes separadas. E este fato físico *pode* ter um efeito sobre o inconsciente, seja qual for a dinâmica do processo.

8. O processo natural de cura pode ser concretamente ativado pelo jogo terapêutico e pela estimulação dos impulsos criativos atráves das condições fornecidas pelo "espaço livre e protegido", conforme proposto por Kalff. A visão junguiana da função do símbolo é que ele é um agente curativo que age como ponte para re-

---

8. Após a constelação do *Self* e a emergência de um ego renovado e fortalecido, o processo na caixa-de-areia assume um caráter mais verbal e progressivo. O paciente então é mais capaz de se relacionar independentemente com o seu eu interior e com o mundo exterior.

conciliar os opostos; isto é, "pode ser considerado como uma tentativa do inconsciente de levar a **libido** regressiva para um ato criativo, mostrando assim o caminho para a solução do conflito" (Harding, 1961, p. 8).

Acredito que a preparação de um cenário na areia é, por si só, um ato simbólico e criativo. Desde que ocorra num espaço livre e protegido (veja capítulo 5), o fantasiar simbólico livre e protegido estimula a imaginação, libera a energia neuroticamente fixada, conduzindo-a através de canais criativos, o que já pode ser considerado cura.

A confecção dos cenários na areia é voluntária e não ocorre, necessariamente, em todas as sessões. Às vezes, passam-se semanas e até meses entre os cenários porque a imagem, vinda das profundezas da psique e concretizada num ato criativo, precisa se desenvolver e se mover dentro do seu próprio padrão de tempo. Quando não há nenhum cenário, é feita uma análise junguiana verbal comum, com interpretação de sonhos, trabalho com problemas **tipológicos**, relações interpessoais e outros itens. No processo analítico verbal, as metas são *insight* etiológico e teleológico e a expansão da consciência. O material simbólico que surge do inconsciente e os fatos cotidianos são integrados na consciência o mais cedo possível. Na caixa-de-areia — um processo ruminativo e contemplativo — o entendimento é menos importante do que o processo de cura em si.

Com relação a isso, já em 1920, Jung comparou a tendência de cura compensatória da psique com aquela do corpo, quando disse: "Assim como o corpo reage de maneira intencional aos ferimentos, infecções e anomalias da vida, as funções da psique também reagem com mecanismos de defesa intencionais aos distúrbios antinaturais ou perigosos" ("General Aspects of the Psychology of the Dream", *Spring*, 1956, p. 4).

No fundo, as naturezas da cura psicológica e da consciência são um mistério. Podemos apenas conjecturar sobre elas e reconhecer que cura não é o mesmo que consciência, da forma como tendemos a pensar sobre a consciência: isto é, como um acréscimo da consciência do ego. Se a consciência do ego fosse tudo, o *insight* e a percepção poderiam modificar nossas respostas emocionais e nosso comportamento, mas, com demasiada freqüência, não é isso que ocorre.

Parece-me que, em grande parte, a função da consciência do ego é nos oferecer opções de resposta comportamental aos nossos estados emocionais baseados em instintos autônomos, os quais — apesar dos nossos maiores esforços — permanecem bem independentes da nossa vontade: nem desejamos nos livrar de reações sentimentais e emocionais porque elas dão profundidade, cor e intensidade à existência. São a própria essência da vida.

Neumann fornece uma hipótese plausível para a cura psicológica não-verbal, não-racional, postulando dois tipos de consciência. Define consciência do ego (com a qual estamos todos familiarizados) como relativamente autônoma, caracterizada pela razão, julgamento e ordem. Sugere que a consciência do ego, como nós a conhecemos, evoluiu de uma camada da psique que ele chama de patriarcal, que foi um desenvolvimento posterior para toda a humanidade e que existe nas mulheres, assim como nos homens. Sugere que uma segunda consciência, chamada de **consciência matriarcal**, tem as suas raízes num nível muito mais profundo, antigo e arcaico da psique e que também existe em todos nós, homens ou mulheres (Neumann, 1954).

Neumann descreve esse modo matriarcal de consciência como um processo semiconsciente, no qual não existe vontade do ego. Está sujeito ao inconsciente e reflete processos inconscientes; no entanto, contém qualidades de percepção, compreensão não-verbal, contemplação, concepção, circum-ambulação, realização e criação: um tipo de estado psicológico de incubação ou gravidez. Acredito que todas essas são exatamente as qualidades da experiência da técnica da caixa-de-areia que tendem a apoiar a idéia de que esta última realmente opera num nível matriarcal e que é aí que ocorre a cura.

Neumann continua a descrever a consciência matriarcal com uma percepção e atenção observadora, em vez de pensamento ou julgamento direcionado, e nota que é afetada por sentimento e **intuição**. Com relação à consciência patriarcal, sua função é focalizar a libido num evento psíquico específico, intensificando o seu efeito até que atinja a consciência. O ego mental patriarcal usa então a experiência como base para ação ou para a formulação de conclusões abstratas e a expansão da consciência.

Neumann (1954, pp. 91-92) também sugere que a cura se encontra no nível matriarcal da consciência:

> É o poder regenerador... que, na escuridão da noite ou à luz da lua, desenvolve o seu trabalho, um mistério dentro de um mistério, a partir de si mesmo, da natureza, sem nenhuma ajuda do ego mental.
> ... é (na) *escuridão* que ocorre a recuperação e também aqueles eventos na alma os quais, na obscuridade, por processos que só o coração conhece, permitem que as pessoas "superem" suas crises insolúveis.

Outro aspecto, também muito importante da terapia na caixa-de-areia e de suas propriedades curativas, é a formulação de Neumann referente ao desenvolvimento do ego: a constelação e ativação precoces do *Self* entre o nascimento e o terceiro ano de vida são um pré-requisito para o desenvolvimento de um ego saudável (Neumann, 1966, pp. 81-106; 1973, p. 13). Embora o *Self* esteja presente no nascimento, sua evolução como uma força positiva depende de uma proximidade emocional e física ininterrupta entre a mãe (ou substituta da mãe) e a criança, que ele chama de unidade mãe-filho. Este vínculo mãe-filho imperturbado é vital, principalmente durante o primeiro ano de vida da criança, enquanto ela está no que Neumann chama de estado **urobórico** pós-uterino, no qual o *Self* da criança ainda está simbolicamente contido na mãe. Qualquer ruptura na unidade mãe-filho perturba a separação normal e oportuna do *Self* da criança daquele da mãe e resulta no desenvolvimento de um ego ferido, dependente e carente entre as idades de um e quatro anos; esta condição de ego incapacitado pode durar a vida inteira.

O ego carente, com insuficiente apoio interno da força organizadora e reguladora do *Self*, é uma presa fácil do narcisismo, da neurose e da psicose. Somente com um *Self* positivamente ativado é que pode haver suficiente apoio interno para permitir o desenvolvimento de um ego autêntico, capaz de separar-se psicologicamente da mãe (e também do pai) e estabelecer um relacionamento adequado e individual, tanto com o mundo interior quanto com o mundo exterior.

O ego carente sente-se sobrepujado por pressões ambientais e escolhe uma entre várias maneiras. Pode seguir um caminho exageradamente introvertido, retirando-se para dentro da fantasia, com perigo de ser inundado pelo inconsciente. Ou pode perder qualquer senso do seu interior por um ajustamento exageradamente extrovertido, cedendo à pressões para agir, ser bom etc. Lembro de uma paciente que referia a si mesma como "um urso dançante" e um outro que se chamava de "um garoto de canto e dança". Em alguns casos, a **função** adaptativa primária está superdesenvolvida às custas das outras funções, ou o ego fraco pode fazer um ajustamento totalmente falso pela adoção de qualquer função que se preste à aceitação do meio ambiente. Isso freqüentemente ocorre com tipos **sentimento** que adotam o **pensamento** com função principal.

Através da sua técnica não-interpretativa e não-verbal, a caixa-de-areia estimula a reconstituição de uma unidade psicológica mãe-filho, permitindo a constelação do *Self* e levando ao desenvolvimento de um ego mais forte. Estimula uma regressão terapêutica ao nível matriarcal, que Goethe caracterizou como "o reino das Mães", onde pode ocorrer a cura e a renovação psicológica.

5. UM ESPAÇO LIVRE E PROTEGIDO

O espaço livre e protegido é o espaço necessariamente seguro. Assim como no alpinismo não se tira o pé de um lugar, nem se dá um outro passo antes de se ter uma clara idéia para onde dar o próximo passo, e sem que se tenha amarrado com corda ou pego na mão do companheiro antes de dar o próximo passo. Neste caso, o guia ou a corda é o terapeuta. (Dora Kalff, de uma conversa em agosto de 1973.)

O aspecto central da terapia na caixa-de-areia de Kalff é o conceito do "espaço livre e protegido", que tem dimensões tanto físicas quanto psicológicas.

Evidentemente, o elemento físico do espaço livre e protegido é a natureza concreta da técnica da caixa-de-areia. A idéia de proteção implica a limitação da liberdade. Por si só, a natureza da técnica da caixa-de-areia oferece liberdade e proteção (limitação). Enquanto se está livre para criar aquilo que se deseja, o número de miniaturas, embora extenso, é ainda finito, de modo que a fantasia do paciente é mantida em limites seguros. Já que as dimensões físicas da caixa-de-areia são limitadas e contenedoras e todo o espaço pode ser visto num relance sem mover os olhos ou a cabeça, a caixa tem o efeito de focalizar e depois refletir a visão interior. As miniaturas tridimensionais e reais dão forma às imagens internas ainda incipientes. Se supusermos que os arquétipos são as forças formadoras do mundo fenomenal, então, por trás de cada miniatura, se oculta um arquétipo. Assim, as miniaturas servem para encarnar imagens arquetípicas num tamanho e formato manuseáveis, dentro de um ambiente protegido.

A segurança psicológica decorre da atmosfera protegida da situação terapêutica. O paciente *realmente* recebe aceitação incondicional, pois não há confronto, nem intelectualização e nem interpretação.

A meta é fornecer um espaço materno ou útero psicológico, uma metáfora emocional para a unidade urobórica mãe-filho. Neste "espaço" seguro, pode ocorrer a cura da ferida psicológica interna, o *Self* pode ser constelado e a criança interna redescoberta, com toda a sua potencialidade de criatividade e renovação.

A introdução de qualquer pensamento neste espaço uterino perturbaria ou até destruiria o processo, assim como a ruptura prematura do vaso, num processo alquímico. Portanto, é melhor evitar a interpretação dos cenários na areia, pelo menos até que o *Self* esteja constelado e que o ego renovado emerja, o qual a esta altura se relaciona com o *Self* e é por ele apoiado.

Interpretações dadas *após* um desenvolvimento deste tipo podem ser ouvidas e absorvidas de uma maneira diferente, porque criou-se um senso interno de segurança. Aí, então, uma pessoa pode relacionar o seu eu interior com o que ouve de fora. Assim, existe menos chance de ser influenciado indevidamente pelo terapeuta e menos necessidade de rejeição defensiva dos novos *insights*.

De uma maneira geral, o papel do terapeuta na caixa-de-areia é o de ouvir, observar e participar empaticamente. No entanto, deve-se destacar que o sucesso do trabalho depende não somente da compreensão cognitiva que o terapeuta tenha do sentido simbólico do cenário, como também da sua familiaridade com os estágios de desenvolvimento do processo que se refletem nos cenários. Estes estágios incluem: pelo menos uma solução parcial dos principais complexos; uma manifestação da totalidade e, com ela, uma experiência ou intimação de numinosidade suprapessoal que geralmente acompanha uma constelação do *Self*, o surgimento de um elemento contra-sexual diferenciado (**animus/anima**); e uma nova atitude do ego com relação à vida transpessoal e cotidiana. Kalff chama isso de surgimento de um "ego relativizado" capaz de se relacionar produtivamente tanto com o mundo interior como com o mundo exterior.

A experiência tem demonstrado que, sem a compreensão do terapeuta desses estágios e suas representações simbólicas, o processo é minimamente eficaz. Essa compreensão permite uma comunicação não-verbal entre terapeuta e paciente, um vínculo mãe-filho, pois, através das imagens concretas dos cenários, o terapeuta conhece conscientemente o que o paciente sabe inconscientemente. Basicamente, o espaço emocional e psicologicamente livre e protegido é dado pela personalidade do terapeuta como recipiente e protetor psicológico do processo.

Para renunciar a qualquer conhecimento imediato do significado dos cenários e qualquer *insight* do que está ocorrendo com ele, o paciente deve confiar no terapeuta, que deve ser digno de confiança em todos os sentidos. Ele próprio deve ter passado por uma análise profunda e um competente treinamento clínico, incluindo amplos conhecimentos do simbolismo arquetípico. Deve ter tido uma significativa experiência pessoal, fazendo a terapia na caixa-de-areia como paciente. Deve conhecer os estágios de desenvolvimento à medida que se manifestam no processo e ter estudado e comparado muitos cenários, única maneira de aprender a lê-los. Como portador do processo, ele deve ter desenvolvido raízes em si próprio.

Seria um infeliz mal-entendido acreditar que tudo que se precisa é uma caixa com um pouco de areia, uma coleção de miniaturas e um dicionário de símbolos. Apenas acompanhar um paciente à medida que ele faz cenários não irá ajudar muito, nem a interpretação de cenários como se fossem sonhos. Obviamente, pode-se fazer um deles ou ambos, mas os efeitos não serão iguais.

O essencial é a habilidade do terapeuta para assimilar o sentimento e a atmosfera do processo e dos cenários. Num clima emocional, o terapeuta "entra" na caixa-de-areia com o paciente e participa empaticamente do ato de criação, estabelecendo assim uma comunicação profunda e "averbal". A capacidade silenciosa de entrar com o paciente na criação do seu mundo pode, por si só, ajudar a reparar o sentimento de isolamento com o qual tantas pessoas são afligidas.

Já que a participação empática do terapeuta é tão importante, repito que o terapeuta deve ter um profundo relacionamento pessoal com a técnica da caixa-de-areia, de modo a levar algum sentimento pessoal para a natureza do processo. Esse método terapêutico produz um tipo de experiência diferente da análise verbal. Portanto, se for para ocorrer esse esperado vínculo, essa experiência deve ter sido vivenciada pelo terapeuta.

Talvez alguns comentários de um paciente do tipo pensamento, que tinha dificuldade em contatar seus sentimentos e que foi muito atraído para a caixa-de-areia, possa dar uma melhor indicação da sensibilidade que se exige do terapeuta na caixa-de-areia:

Quando você fala numa sessão, você pode mentir para si mesmo sem ao menos estar consciente disto. Você esquece parte de um sonho ou retira partes importantes, às vezes conscientemente.

Você faz a mesma coisa no início da terapia na caixa-de-areia porque quer impressionar. Mas como está realmente fazendo algo fisicamente — pegando voluntariamente com as suas próprias mãos —, de alguma forma sabe quando está enganando alguém. Você sabe quando é falso, quando está enganando. Às vezes, você tem que enganar por não estar pronto, mesmo que não saiba o motivo.

Você escolhe um objeto, coloca-o de volta e se torna mais consciente de um sentimento. A caixa torna-se uma extensão de você mesmo. Eu sei o que é certo para colocar nela. Se não parecer direito, eu retiro. Ela torna os meus sentimentos acessíveis a mim mesmo, me ajuda a distingui-los.

Ela me diz que tenho um sentimento — esteja celebrando ou não alguma coisa.

Eu sei como me sinto quando faço um cenário. Ele me conta. Assemelha-se a um diálogo silencioso entre mim e eu mesmo. Às vezes, gostaria que ninguém estivesse presente. Há coisas que não estou pronto para repartir.

6. RECONSTRUINDO A IMAGEM MATERNA

O que foi danificado por um pai só pode ser reparado por um pai, assim como algo que foi estragado pela mãe só poderá ser consertado por uma mãe.

Jung, *Collected Works*, vol. 14, p. 182.

Um dos pontos básicos da teoria junguiana é a idéia de que os arquétipos se manifestam em imagens que são evocadas pela experiência de vida de uma pessoa. Quando ocorreu contato insuficiente com os pais e/ou mãe, a imagem da mãe fica ferida e não é adequada para cumprir sua função protetora e nutridora. A imagem interna danificada distorce a percepção e a reação da pessoa e prejudica a maturação normal da personalidade.

No livro *The Parental Image* [*A imagem dos pais*], 1965, p. 39, Esther Harding sugere que a imagem materna arquetípica que todos nós carregamos está sujeita a dois tipos de dano. O primeiro, o dano natural, inevitavelmente ocorre quando a identidade primordial com a mãe é rompida no impulso normal em direção à consciência e a separação, porque qualquer aumento na consciência significa dano na própria imagem arquetípica urobórica primordial. Perde-se a ligação com a totalidade. No entanto, quando houve um contato suficiente com a mãe, a imagem materna é adequada para servir de mediadora entre a pessoa e o poder arquetípico que está por trás da imagem. Então o ego está protegido e a personalidade pode se desenvolver normalmente.

De acordo com Harding, esta ferida natural é a condição *sine qua non* para a evolução da consciência humana. Pode ser posteriormente curada quando o ego adulto, no tempo adequado, restabelece um contato e um diálogo duradouro com o inconsciente materno e o *Self*, no processo de individuação. Então "o inconsciente se torna fonte da vida e luz, assim como os pais, especialmente a mãe pessoal, o foram" (*The Parental Image*, p. 30).

O segundo dano possível à imagem maternal é patológico e ocorre quando há uma perda materna precoce, que provoca um sério dano à imagem arquetípica da mãe:

... tais crianças sofrem no desenvolvimento consciente e, no inconsciente, a imagem da mãe que encontram é o de uma mãe negativa e destrutiva. É como se, para elas, a primeira imagem materna tivesse sido lesada. O próprio padrão da "mãe" é distorcido, hostil ao invés de amigo, cruel ao invés de carinhoso, mortal ao invés de gerador de vida. Crianças que sofreram isso vivem num estado interno patológico, pois a relação entre a criança e a mãe é de importância capital no seu desenvolvimento como pessoa e, quando isto é negativo, o crescimento da criança é reduzido e distorcido (*The Parental Image*, pp. 10-11).

Nesse caso, diz Harding (p. 19), "não há chance de uma cura real, a não ser que a imagem arquetípica ferida possa ser reconstruída". Ela continua dizendo: "A imagem danificada tem de ser primeiro dissolvida para que a imagem arquetípica da totalidade ... possa ser reconstruída no seu aspecto saudável".

Geralmente, isso pode ser obtido através do surgimento de uma imagem positiva que pode ser evocada por uma experiência emocional positiva com um substituto materno. Pois mesmo se a experiência da imagem tem sido negativa, diz Harding (p. 152): "Nas profundezas do inconsciente está a imagem da mãe arquetípica, com seu aspecto nutriente e protetor juntamente com o correspondente anseio da criança de ser amada e cuidada".

Supondo que a perda maternal precoce resulte num dano à imagem materna arquetípica que prejudique seriamente o desenvolvimento do ego, a terapia na caixa-de-areia tenta consertar o dano à imagem materna arquetípica através da reconstrução metafórica da unidade urobórica mãe-filho danificada. Isso permite a constelação positiva do *Self*, a restauração do funcionamento normal do sistema psíquico e o conseqüente surgimento de um ego eficiente.

7. RECUPERAÇÃO DO FEMININO

A eficácia da técnica da caixa-de-areia não se limita a problemas de privação materna, embora seja muito eficaz em tais casos. O principal objetivo da caixa-de-areia é restabelecer o acesso aos elementos femininos da psique, tanto nos homens como nas mulheres, elementos esses que foram reprimidos na cultura ocidental judaico-cristã. Em casos de dominação paternal, como no caso apresentado na Parte II deste livro, a chave é a recuperação do feminino num jovem que tinha se identificado totalmente com o pai patriarcal e foi controlado por ele. Mas mesmo onde ocorre um contato adequado com a mãe, pressões sociais e culturais têm servido para reprimir o feminino.

Conforme usado neste livro, o termo "feminino" não se limita ao gênero feminino. O ponto de vista junguiano sustenta que todos nós somos andróginos em algum grau. Assim como todos nós temos hormônios masculinos e femininos, também temos características psicológicas do sexo oposto; modos diferentes de perceber, pensar, agir, reagir e de nos relacionarmos.

Aqueles que não querem usar as expressões masculino e feminino podem facilmente usar as expressões orientais Yang e Yin, ou Logos e Eros, ou A e B. O importante é indicar que existem, na realidade cotidiana, dois modos distintamente diferentes de se relacionar e funcionar. Nos mitos, lendas e sonhos das pessoas modernas, os dois modos são geralmente representados por símbolos masculinos ou femininos. As qualidades femininas nos homens são personificadas pela *anima*. Nas mulheres, a contrapartida masculina é chamada de *animus*.

ASPECTOS FEMININOS DA CAIXA-DE-AREIA

> O princípio feminino é composto de elementos pulsionais que se relacionam com a vida como vida — como um fenômeno espontâneo e natural não premeditado, com a vida dos instintos, a vida da carne, a vida do concreto, da terra, das emoções, dirigida para as pessoas e as coisas (E. C. Whitmont, 1969, p. 189).

A terapia na caixa-de-areia, nos seus aspectos concretos, espontâneos e emocionais tem características marcadamente femininas. O paciente se envolve fisicamente com a areia, que é considerada um elemento da terra, o elemento da quintessência feminina. A terra, assim como a mulher, gera vida e nutrição.

Objetos tridimensionais e materiais tangíveis são usados numa área física de dimensões específicas, empregada somente para uma determinada finalidade durante um tempo limitado. Então, a técnica da caixa-de-areia assume uma espécie de aura ritualística. A caixa-de-areia se torna um *temenos* metafórico ou uma terra sagrada, onde ocorre um ritual físico-simbólico, remanescente das cerimônias e atmosfera das religiões de mistérios antigas. Embora os pacientes possam começar o processo com alguma desconfiança, ceticismo, condescendência ou constrangimento, na maioria das vezes se desenvolve uma atmosfera de absorção, concentração e seriedade própria de um ritual.

Já que não ocorre nenhuma interpretação durante a técnica da caixa-de-areia, existe claramente uma ênfase experiencial ao invés de ideacional, e uma aceitação feminina "do que é", já que não há regras e nenhuma maneira "certa" de brincar.

A paciência e o cuidado exigidos para criar a realidade física dos cenários na areia são as mesmas qualidades necessárias nas tarefas tradicionais de fiação e tecelagem ou de fazer massa. A paciência fomenta vínculo e proximidade.

No processo trabalhoso de fazer cenários, aprende-se a ter paciência para que as coisas cresçam. Ao montar os cenários, algo cresce no interior. É recomendável que decorra algum tempo entre os cenários, para que o que está crescendo se consolide. Quando se aprendeu a ter paciência, aprende-se a tolerar os outros (Kalff, de uma conversa em agosto de 1973).

A pessoa cria uma representação simbólica concreta do seu mundo interior. A conversão da fantasia interna numa realidade tridimensional, com objetos do cotidiano, ajuda a limitar, fixar e concretizar a fantasia, que é, pela sua própria natureza, ilimitada e amorfa. Assim, a caixa-de-areia oferece uma etapa de transição em direção oposta ao canto de sereia do inconsciente e em direção à "realidade" do mundo das pessoas e coisas cotidianas, a realidade com que todos nós temos que lidar.

A concretude da técnica da caixa-de-areia oferece uma dimensão diferente de desenho, escultura ou imaginação ativa, que são as formas junguianas tradicionais de interagir com as imagens internas. Uma das vantagens da caixa-de-areia é que ela não exige nenhuma habilidade. Oferece uma imediata entrada tridimensional no mundo lúdico da infância. O desenho, enquanto atividade física, é exercido num plano horizontal e bidimensional. A escultura, embora tridimensional, exige ao menos destreza manual, quando não habilidade, e não fornece os limites da caixa-de-areia. A imaginação ativa, por mais eficiente que seja, é uma atividade puramente mental, enquanto a técnica da caixa-de-areia é, de fato, uma imaginação ativa concreta.

UM CAMINHO FEMININO PARA O ESPÍRITO

Quando o espírito não se relaciona com o corpo, ele se manifesta no seu aspecto negativo. O atributo superdimensionado do intelecto prejudica o desenvolvimento humano porque leva à supressão do sentimento e ao desprezo pelo corpo. O desprezo pelo corpo se expressa quer pela repressão, quer pela licenciosidade sem limites (Kalff, de uma conversa em agosto de 1973).

O aparecimento de símbolos de totalidade nos seus cenários de areia e as experiências numinosas profundamente vivenciadas pelos pacientes deram a Kalff a idéia de que a caixa-de-areia é um caminho para o espírito. Seu trabalho anterior com Jung e seu estudo do pensamento asiático, com a inclusão do princípio feminino (Yin) como um elemento ativo nas disciplinas religiosas, contribuíram para a sua precoce certeza da necessidade de um modo feminino na experiência religiosa e no trabalho criativo, e da existência de uma ligação íntima entre o feminino, a criatividade e o espírito.

Ela começou a ver o feminino como uma fonte de criatividade e de significado. Na prática, viu que emergia uma criação concreta na areia, algo ativado pela mente, o mesmo que emergia nas mulheres sob a forma intuitiva trazendo *insight*, sabedoria e experiência **numinosa**. A relativização do ego através do encontro com o *Self* era vivenciada como uma experiência numinosa expressa em símbolos inconfundivelmente religiosos. Na sua prática, também viu que o acesso ao espírito ocorria, nas mulheres, através do encontro com os mais profundos níveis do seu ser feminino e, nos homens, através do seu relacionamento com o feminino existente dentro deles. Paradoxalmente, esse relacionamento reforçou o senso masculino de si mesmo porque se sentiam mais seguros e completos.

Kalff começou a acreditar que os elementos materiais da técnica da caixa-de-areia agiam como uma espécie de metáfora para o corpo. Encontrou confirmação para essa hipótese quando pacientes fisicamente doentes faziam inconscientemente na areia representações pictóricas dos órgãos afetados cujo formato não lhes era conhecido; ou havia alguma representação do local do corpo onde o órgão estava situado (Seminário na Universidade da Califórnia, em Santa Cruz, março de 1979). No mínimo, a técnica da caixa-de-areia agia como um mediador não-verbal entre o impulso interior e a realidade exterior. Viu que trabalhar na areia ou na terra era, em si, uma atividade feminina:

> Trabalhando com as nossas mãos estamos trabalhando ativamente na terra, escavando para fora as energias do feminino ... Esta atividade feminina pode dar acesso imediato à camada transcendental mais profunda. A reativação do feminino pode ser um caminho para reativar o espírito. Séculos de negligência da realidade feminina levaram ao ressecamento do espírito, à rigidez e ao dogma. Nossos impulsos religiosos mais profundos têm sido frustrados (Kalff, de uma conversa em agosto de 1973).

Ann Belford Ulanov, no seu livro *The Feminine in Junguian Psychology and in Christian Theology* [*O feminino na psicologia junguiana e na teologia cristã*], expressa idéias semelhantes àquelas que Kalff desenvolveu em sua prática. Ulanov destaca (p. 169) que a percepção e a apercepção espirituais são, em si, funções femininas, já que dependem do que Neumann chamava de *einfall*, um *insight* irracional e emocional repentino, que se caracteriza como "o avanço de conteúdos espirituais 'na consciência com suficiente força para fasciná-lo e controlá-lo' ... o ego *recebe* os seus conteúdos espirituais em si mesmo. Não é o ego que cria os conteúdos espirituais, mas ele é criado por eles".

Ulanov prossegue dizendo (p. 173): "É também a qualidade feminina de atividade, com a sua disposição para receber e reagir com todo o ser, que é essencial na experiência religiosa".

A sua descrição da atividade feminina do ego define com precisão o tipo de atividade envolvida na caixa-de-areia (pp. 172-173):

> A qualidade da atividade feminina do ego está em aceitar uma concepção, transmitir conhecimento, assimilá-lo e permitir que amadureça. É *um modo de se submeter a um processo*, que é visto como simplesmente ocorrendo e não é para ser forçado ou obtido por um esforço da vontade ... é uma mistura de atenção e contemplação.

Ulanov (p. 170) geralmente caracteriza a compreensão feminina como basicamente mais preocupada com "o significado do que com fatos e idéias, mais com o orgânico do que com os processos mecânicos ou com o encadeamento causal". Citando Neumann, ela fala da compreensão feminina como compreensão não-verbal, circumambulação e concepção, que são exatamente as qualidades da *experiência* da terapia na caixa-de-areia.

Ao descrever o modo feminino de experiência (p. 172), Ulanov bem que poderia estar descrevendo a experiência da terapia na caixa-de-areia quando diz:

O conhecimento que resulta deste tipo de processo de crescimento é a compreensão, em vez do conhecimento mental ou da informação sobre algo. Como esse tipo de conhecimento envolve participação de toda a personalidade e efetua mudanças concretas nela, a compreensão tem uma qualidade antes concreta do que abstrata. Tal conhecimento não pode ser comunicado, provado ou mesmo explicado. A experiência interna por trás disso é praticamente impossível de ser comunicada verbalmente. Sobre tal compreensão, todos nós acabamos dizendo: "Se você não passou pela experiência, não posso explicá-la a você".

8. CAIXA-DE-AREIA COMO CAMINHO PARA A TRANSFORMAÇÃO

Exatamente devido ao fato de o inconsciente coletivo ser tão vasto, existe uma necessidade de realidade dos sentidos, três dimensões e os limites de uma caixa. Ela fornece limites e segurança. Contém as fantasias. As energias, contidas e no entanto livres para se movimentarem, são mais rapidamente transformadas (Kalff, de uma conversa em junho de 1972).

Uma das palavras mais usadas no vocabulário junguiano é transformação. De acordo com o *Webster's New International Dictionary*, transformar "implica uma mudança profunda e radical quer na aparência, quer na natureza". Penso que a transformação psicológica inclui mudanças subjetivas e objetivas numa pessoa: apercepções, atitudes, sistemas de valor, comportamento, auto-imagem, percepção dos mundos interno e externo; onde se está em relação consigo mesmo, com os outros, com a sociedade e com o transpessoal; ou seja, um sentimento de renascimento. Apesar dessas e outras definições, parece-me que o processo de transformação psicológica continua sendo um mistério.

Tudo que podemos fazer é descrever o fenômeno que vemos clinicamente e as circunstâncias nas quais ele ocorre. Como a transformação psicológica ocorre, continua sendo um mistério, porque é um processo inconsciente vivenciado como gerador de vida, numinoso e miraculoso.

Em *Symbols of Transformation* [*Símbolos de transformação*] (*Collected Works*, vol. 5, p. 432), Jung sugere que o sacrifício da consciência é um elemento necessário para a transformação psicológica:

No ato do sacrifício, a consciência abre mão de seu poder e de suas posses em benefício do inconsciente. Isso torna possível uma união dos opostos, resultando numa liberação de energia.

Jung caracteriza a natureza inconsciente da transformação quando diz (*idem*, p. 429):

A essência e a força motivacional do drama do sacrifício consistem numa transformação inconsciente da energia da qual o ego se torna ciente, da mesma forma que os marinheiros têm consciência de uma atividade vulcânica submarina.

Seu estudo da alquimia, com o vaso hermeticamente fechado, também indica a natureza inconsciente da transformação. Os temas de queda do poder dominador, da morte do rei velho e renascimento do novo, e outros, sugerem a necessidade do sacrifício de uma atitude consciente predominante em prol da totalidade (*Collected Works*, vol. 12, pp. 327-356). Neste caso, o "rei" simbólico, isto é, a atitude dominante que deve ser sacrificada, seria a atitude consciente de que somente o poder cognitivo intelectual pode desenvolver a totalidade da personalidade; ou de que somente a consciência do ego sem relação com o inconsciente ou com o transpessoal pode fornecer um significado.

A disposição do paciente de desistir da interpretação dos cenários na areia e manter tal processo alquímico interior lacrado é bem um sacrifício desse tipo.

O próprio ato de brincar é uma submissão do ego autônomo à imaginação criativa, ao poder libertador e formador do *Self*. Brincar requer uma atitude ou uma condição de relacionamento com o impulso lúdico interno não-racional e uma disposição de dar a isso uma expressão concreta.

A técnica da caixa-de-areia fornece um recipiente limitante que pode transformar a fantasia ilimitada em energia focalizada e criativa. A confecção de um cenário é, em si, um ato formador e criativo. A transposição dos complexos ou conflitos psicológicos do mundo interior e imaterial para o mundo exterior e concreto parece provocar uma mudança na dinâmica do inconsciente. Quando um conteúdo interno arquetípico assume uma forma exterior concreta, torna-se simbolicamente objetivado; isso parece causar uma mudança na dinâmica interna, como se algo movesse e liberasse o impasse psicológico.

Um exemplo desse fenômeno ocorreu quando um paciente veio para terapia com um longo histórico de cuidados psiquiátricos. Passava por freqüentes períodos de ansiedade, depressão e dissociação que exigiam medicação antipsicótica, que o mantinham funcionando precariamente.

Veio me ver porque estava deprimido, extremamente ansioso e se sentia no caminho de um surto psicótico. Esperava poder evitá-lo sem medicação. Seu psiquiatra foi compreensivo e concordou com a tentativa. Um dia, logo após o início da terapia, desesperou-se, sentindo que estava ficando fora de si e totalmente desamparado.

Normalmente, não se deve usar a técnica da caixa-de-areia pela primeira vez nessas circunstâncias, porque ela pode estimular excessivamente um inconsciente já hiperativo. No entanto, achei que não havia nada a perder e sugeri que ele poderia tentar fazer seu primeiro cenário na areia. Respondeu que estava disposto a qualquer coisa.

Ficou olhando para a areia e correu as mãos sobre ela. Ele a acariciou, sentiu; passava as mãos nela como se estivesse descobrindo a textura da areia pela primeira vez na vida. O simples fato de passar as mãos na areia parece ter satisfeito algum desejo.

Seu prazer era óbvio à medida que encontrava novas maneiras de experimentar e sentir a textura da areia. Finalmente, começou a manuseá-la e moldá-la de forma muito ativa, que me surpreendeu, pois há poucos minutos estava tão apático.

Fez o seguinte cenário:

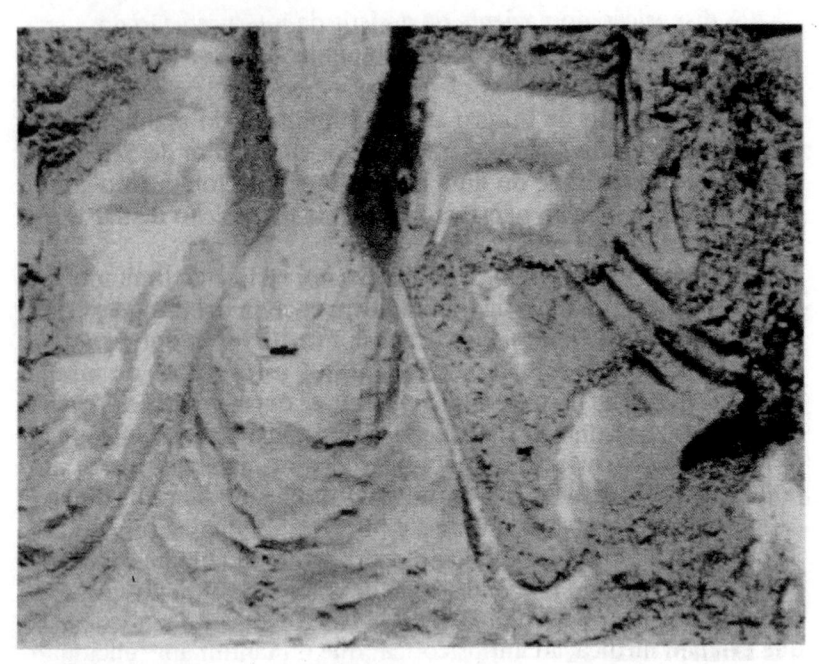

3. É uma mulher. É uma deusa.

Após olhar por um instante, disse, muito baixinho: "É uma mulher". Silêncio. Depois: "É uma deusa, como já vi em desenhos de cavernas. Gostaria de saber por que fiz isso". Então, com algum afeto e um sorriso, disse: "Meu Deus, fiz algo! Tirou-me de mim mesmo! Talvez não seja tão ruim como pensei".

Isso foi um começo. Foi como se o inconsciente tivesse encontrado uma representação concreta e tinha, pelo menos por ora, perdido seu aspecto ameaçador.

Jung deu uma explicação para esse fenômeno, quando escreveu sobre o uso da pintura como forma de evitar que pacientes psicóticos recaíssem sob o poder avassalador do inconsciente (*Collected Works*, vol. 3, p. 260, par. 562):

Desta forma, o caos aparentemente incompreensível e incontrolável da sua situação é visualizado e objetivado. O efeito desse método deve-se evidentemente ao fato de que a impressão originalmente caótica ou assustadora é substituída pelo cenário, o qual, por assim dizer, a encobre. O elemento aterrador é enfeitiçado por ele, tornando-se inofensivo e conhecido. Sempre que um paciente lembrar dessa experiência original através dos seus efeitos emocionais ameaçadores, o cenário que ele montou se interpõe entre ele e a experiência, mantendo seu terror sob controle.

9. UMA PONTE PARA O MUNDO

A transposição do conteúdo interno para uma forma exterior concreta transforma o conteúdo interno numa realidade exterior, a qual, por sua vez, torna-se ponte ou mediadora com o mundo. Uma paciente fez a ponte para o que ela chamou de "o exterior". Essa mulher, no início dos trinta anos e desempregada, tinha permanecido reclusa e tendia para uma identidade masculina. Ela não sabia o que significava para ela ser mulher e olhava depreciativamente para as outras. Só usava calças e tinha um ar de "durona". Gostava de brincar na areia e, durante dois anos, criou muitos cenários e fez grandes progressos. Encontrou um emprego no seu campo e, após uma corajosa luta com seus medos, desempenhou-o razoavelmente bem. Gradualmente, tornou-se ciente dos seus próprios sentimentos e feminilidade, aceitando-os melhor. De uma maneira geral, parecia prestes a entrar no mundo de uma nova maneira.

Um dia, ela criou um anfiteatro e um palco na areia e disse: "Este é o palco da vida — onde você representa todos os seus personagens". Falou então do seu desejo secreto de ser atriz.

Na semana seguinte, fez uma ponte em forma de âncora na caixa-de-areia, com uma menininha em cima da ponte.

Contou a seguinte história sobre o cenário:

Era uma vez uma menininha que não tinha permissão para ser uma menininha. Uma parte vivia numa margem e a outra parte vivia na outra, e não havia meios de juntá-las. Então apareceu uma ponte no formato de uma âncora. Era uma noite escura, com neblina. Ela tinha um desejo irresistível de atravessar a ponte, pois é para isso que as pontes existem. Era uma ponte muito longa e ela usava um ridículo vestido cor-de-rosa; mas foi em frente.

Logo depois, a paciente apareceu para sua sessão usando um vestido, o primeiro dos últimos anos. Depois de algumas semanas, iniciou um curso de teatro com a idéia de explorar suas próprias emoções e se relacionar com pessoas num ambiente estruturado, "só para ver o que acontece".

Ao propiciar um ponte para o mundo, a caixa-de-areia pôde servir como um "objeto transicional", conforme definido pelo analista de crianças, D. W. Winnicott. O objeto transicional é o primeiro obje-

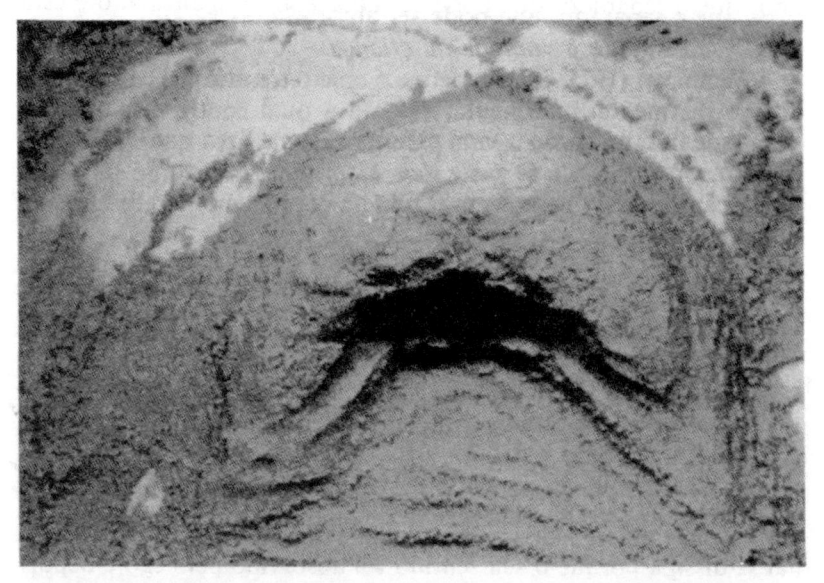

4. O palco onde você representa todos os seus personagens.

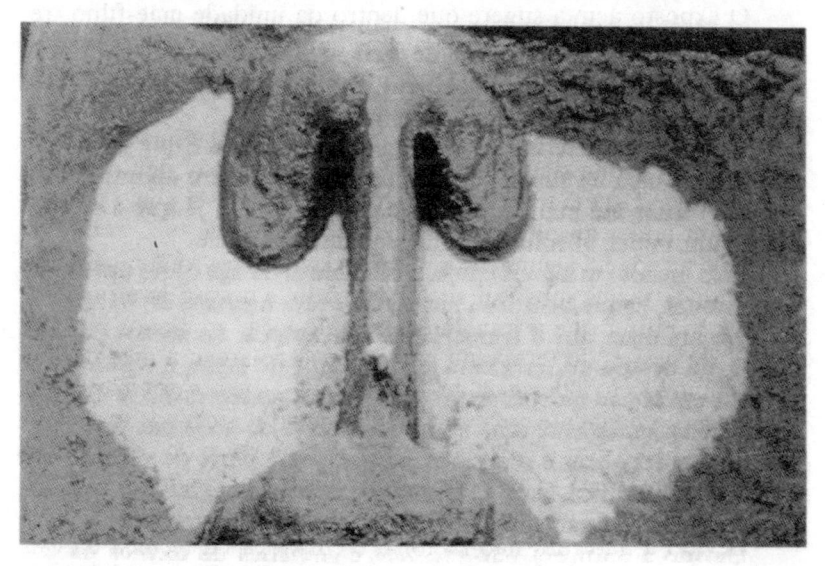

5. Uma ponte para atravessar.

to que a criança percebe como "não-eu", como não sendo uma extensão dela mesma, por oposição à mãe, que ela percebe como parte de si mesma. Na tenra infância, é o bichinho fofo de pelúcia, o ursinho, que é separado, que pode ser abraçado ou maltratado e está *totalmente sujeito à vontade da criança.*

Winnicott (1975, p. 230) define o objeto transicional como "uma área experimental intermediária, para a qual contribuem tanto a realidade interna como a vida externa. É uma área que *não é contestada, porque nada se pede dela além de existir* como um local de descanso para a pessoa envolvida na permanente tarefa humana de manter as realidades interna e externa separadas, porém relacionadas".

Winnicott sugere que o objeto transicional permite que o desenvolvimento da criança, afastada da identificação com a mãe, ocorra num estado de ego capaz de distinguir entre o eu e o não-eu; esse estado é, por sua vez, a base para a capacidade de se relacionar, em vez de se identificar com os conteúdos internos e a realidade externa e discriminar um do outro.

À medida que a criança se desenvolve, o objeto transicional é descatexizado, isto é, a energia emocional investida nele é retirada para o ego em desenvolvimento. A importância do objeto transicional se dissipa porque o seu sentido foi absorvido pelo ego e depois difundido para o mundo. De fato, de acordo com Winnicott, o objeto transicional então leva a criança para o mundo (p. 230).

O exposto acima sugere que dentro da unidade mãe-filho, reconstituída pela terapia na caixa-de-areia, quando o ego estiver pronto, a caixa poderá se tornar um objeto transicional que o leva para o mundo, conforme já foi aqui descrito.

Uma das características do objeto transicional é que ele acompanha a criança na sua separação da mãe e que, em algum ponto, pode se tornar até mais importante do que a mãe, já que a criança exerce um poder absoluto e independente sobre ele.

Pelo menos em alguns casos, a caixa-de-areia age como um objeto transicional, já que substitui, em algum grau, a pessoa do terapeuta. Pode-se até dizer que a **transferência** se desloca, ao menos parcialmente, da pessoa do terapeuta para a caixa-de-areia, à medida que se torna um objeto independente. Não raro os pacientes dizem que carregam conscientemente uma imagem da caixa-de-areia nas suas mentes. Podem focalizar e reexperimentar alguma parte do cenário que montaram, modificá-lo ou fazer novos cenários imaginários, os quais freqüentemente criam, de fato, na primeira oportunidade.

Devido à natureza não-racional e empática da técnica da caixa-de-areia, a transferência pode ter uma qualidade essencialmente íntima. No entanto, parece que gera menos dependência. Um paciente disse: "Acordei com uma idéia de cenário na areia e me senti muito bem. Senti que criei algo sozinho".

Às vezes, a transferência parece incluir tanto a pessoa do terapeuta como a caixa-de-areia. Um outro paciente que morava muito longe e só podia vir para a terapia uma vez por mês, disse: "Tudo bem. Carrego a caixa-de-areia na minha cabeça, monto cenários e me sinto melhor".

10. UMA SAÍDA SEGURA PARA A AGRESSÃO

O espaço livre e protegido da caixa-de-areia fornece um recipiente seguro e fechado, onde energias demoníacas não redimidas podem ser transformadas através da expressão e exteriorização de necessidades agressivas reprimidas. Ele oferece a possibilidade de externalizar com segurança um impulso interno. Um paciente muito reprimido usou uma faca para golpear uma batata na caixa-de-areia. O ato liberou um poderoso impulso destrutivo, ocasionando uma nítida melhora de humor, uma comunicação verbal mais direta e um compromisso marcadamente mais forte com o processo terapêutico.

Um outro paciente, quando tinha vinte e poucos anos, fizera análise junguiana durante um ano em outra cidade. O paciente tinha uma transferência muito forte com o terapeuta nutridor e achava sua experiência analítica muito positiva. No entanto, teve de mudar de cidade, e seu analista sugeriu que depois disso ele continuasse a terapia com uma mulher. Ele veio, ressentido por ter de deixar a terapia anterior, extremamente reservado e na defensiva comigo devido a um complexo materno negativo muito forte que era incapaz de resolver. Preso ao nível matriarcal de consciência, era incapaz de operar, quer profissional quer socialmente. Tendo fracassado no seu exame de habilitação profissional, estava muito desanimado com a perspectiva de tentar de novo, nem podia encontrar um emprego. Portanto, vira-se forçado a morar com os pais.

Ele vivia emocional e socialmente isolado, consumindo a maior parte dos seus dias em fantasias onde era o santo herói ou a vítima torturada.

No início do nosso trabalho, era difícil para ele permanecer comigo porque o seu complexo materno profundamente negativo era ativado pelo simples fato de me ver. No entanto, ficou fascinado com a caixa-de-areia, e eu esperava que sua raiva e agressividade enclausuradas pudessem ser exteriorizadas ali.

Desde o início, ouvia com muita atenção seus sonhos e fantasias. Mas não os interpretava. Concentrei-me no nosso relacionamento e nas suas relações interpessoais, em geral. Também qualquer ati-

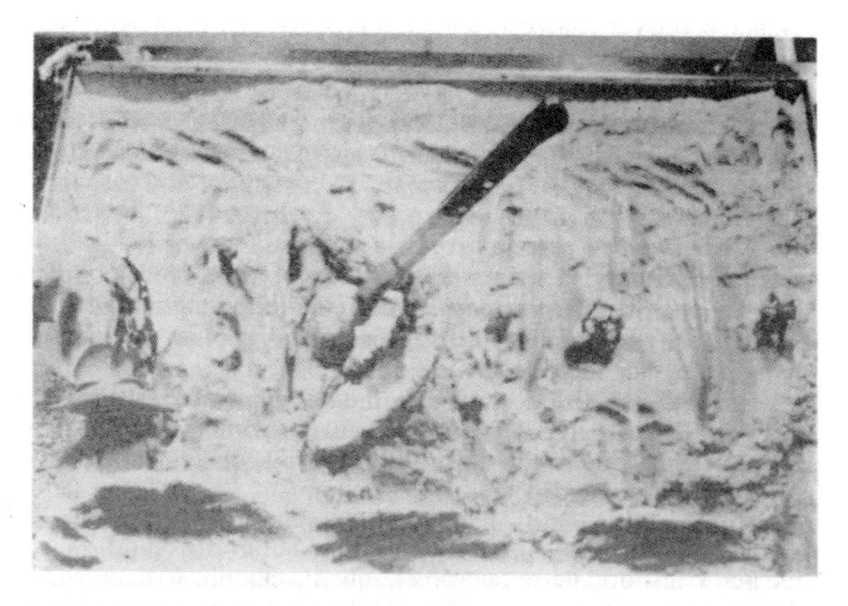

6. Descarregando impulsos destrutivos.

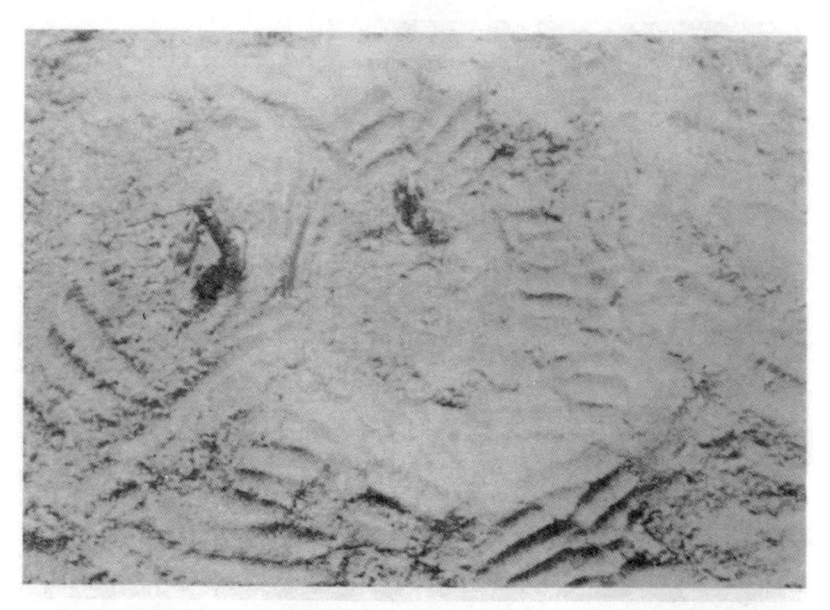

7. Decapitação — o início de um processo.
Um cruzado a caminho de Jerusalém.

vidade cotidiana concreta, tal como procurar um emprego, visitar um amigo etc.

Em seu primeiro cenário na areia, na segunda sessão, um cruzado a caminho de Jerusalém decapitou uma linda princesa loira. Quase incapacitado por sua ambivalência, repulsa e atração pelo feminino, em geral, e por sua mãe, em particular, essa exteriorização simbólica da vitória sobre a ameaça parece tê-lo libertado. A partir daí ele parecia livre para soltar sua agressividade diretamente sobre mim. Passou muitas sessões me repreendendo por não ser o seu analista anterior, por não enfrentá-lo, por enfrentá-lo em demasia, por não ser suficientemente "esperta", por ser muito intelectualizada, por falar demais ou de menos.

Durante esse período catártico, mudaram as características de suas fantasias e apareceu um novo personagem; um jovem índio que deixou a família e descobriu sua própria caverna protetora, onde podia entrar e sair à vontade.

No segundo cenário, algumas semanas depois, representou um jovem e um velho sábio prestes a entrar numa floresta central emparedada. A história desse cenário era que o velho lhe ensinou como "ser uma árvore"; que ele tem de aprender a aceitar e viver as vicissitu-

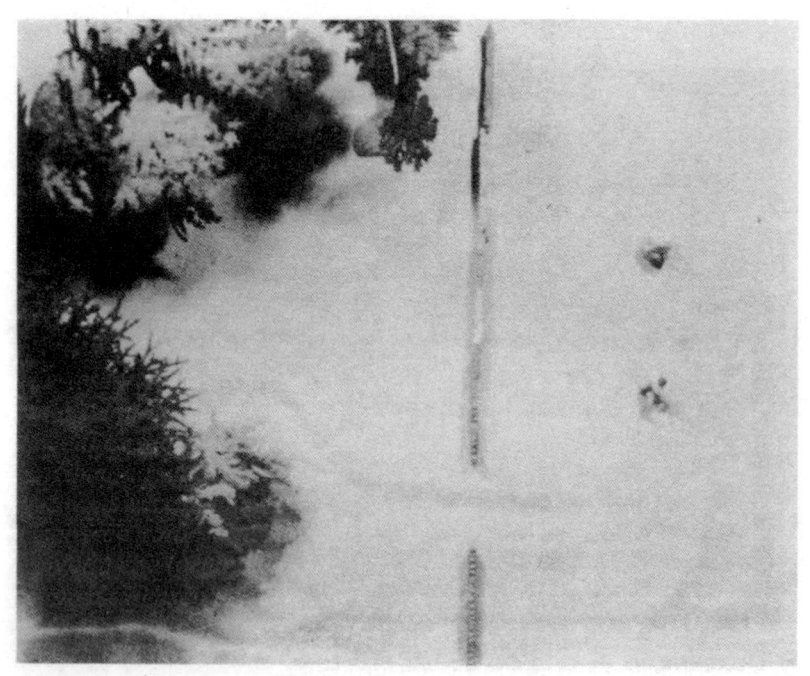

8. Como ser uma árvore.

des cíclicas da vida. Nesse ponto, decidiu fazer novamente o exame de aptidão profissional e logo depois encontrou um emprego de tempo parcial em sua profissão.

Subseqüentemente, ele passou no exame e seu emprego de tempo parcial acabou evoluindo para um cargo de responsabilidade. Nessa época, teve uma fantasia de que uma águia se aproximou de um jovem índio. O jovem fez amizade com a águia e ela se tornou uma protetora especial.

Cerca de dez meses após o início da terapia, ele mudou para seu próprio apartamento. Desejava interromper por um tempo a terapia para poder mobiliar o apartamento. Além disso, queria ver até que ponto poderia cuidar de si mesmo. Concordamos que viria de tempos em tempos, e assim foi.

Logo depois de interromper a terapia, ele me enviou um presente para minha coleção: uma miniatura de um bebezinho nu. Alguns meses depois, quando veio me ver, disse que o seu emprego estava indo muito bem e que começara a ter um relacionamento sério com uma mulher. Fez o seu terceiro cenário. Pôs a miniatura do bebê que tinha me presenteado no centro da caixa-de-areia vazia.

Esse jovem viera de um família rica, onde ninguém jamais expressava sentimentos negativos ou agressivos. Era incapaz de satisfazer o padrão masculino estabelecido pelo pai, um homem bem-sucedido. Dessa forma, o paciente estava emocionalmente amarrado a uma mãe que o controlava através da "sensibilidade de seus sentimentos".

Seria impensável expressar ira ou agressão contra ela. Conscientemente, ele a amava e a abominava. Ao mesmo tempo, tinha introjetado dela um ideal irreal de feminilidade romântica que o impedia de lidar com o seu próprio componente feminino ou com as mulheres do mundo.

O paciente, preso ao estado urobórico matriarcal, estava de fato ameaçado pelo feminino. Acredito que a segurança da caixa-de-areia permitiu-lhe externar a agressão, que precisava de algum canal seguro de expressão.

Após decapitar a linda princesa loira, que representava seu próprio ideal e imagem romantizada do feminino, ele se sentiu suficientemente forte para dar vazão à sua agressividade reprimida sobre uma mulher em carne e osso, a terapeuta.

Essa externalização segura do confronto com o feminino tornou possível a passagem do estágio urobórico matriarcal para o estágio patriarcal, representado pelo ensinamento do velho sábio sobre como se tornar uma árvore e pela águia, protegendo o jovem índio. Isso permitiu o subseqüente nascimento de um ego masculino,

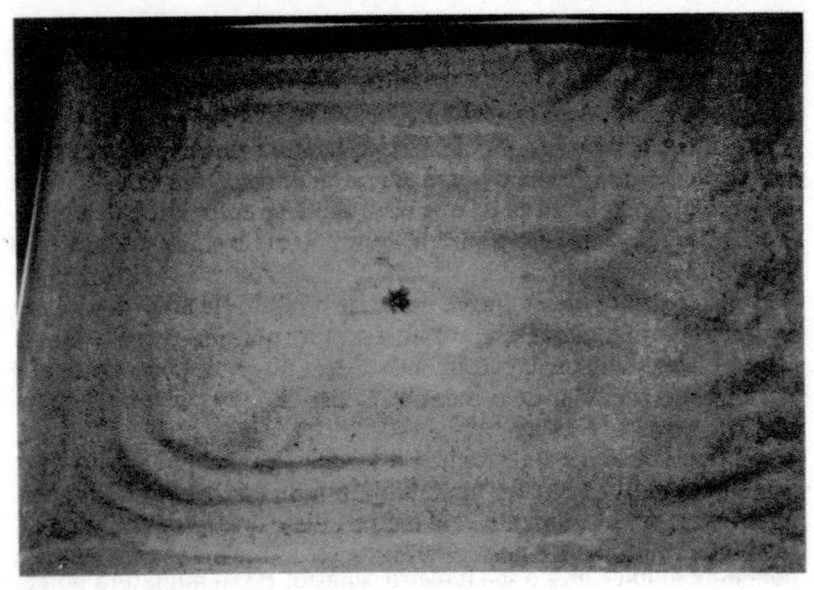

9

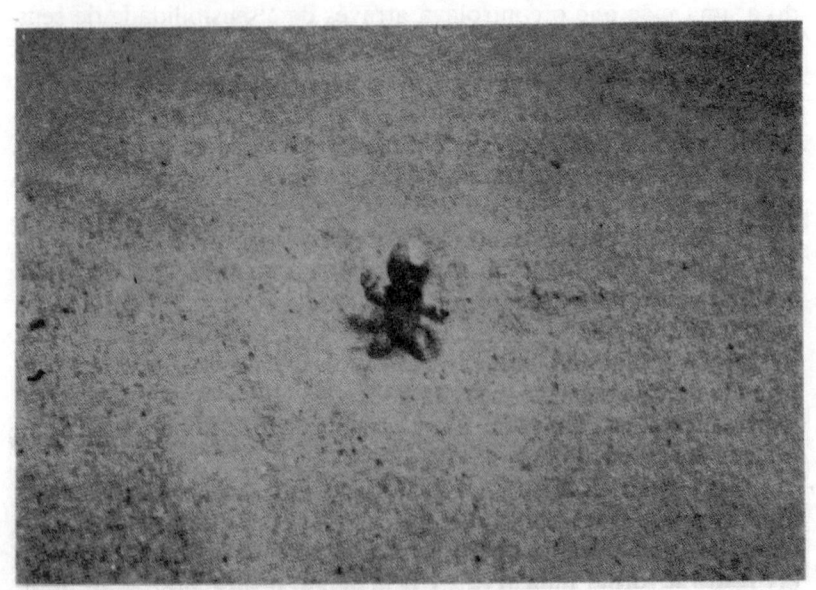

9a. Renascimento de um ego.

simbolizado pelo cenário do bebê nu. Não foi por acaso que, logo depois, me trouxe de presente um cartão-postal mostrando Perseu segurando a cabeça de Medusa. Perseu venceu o terrível aspecto ameaçador do feminino usando seu escudo como espelho, para ver o que estava fazendo ao cortar a cabeça de Medusa (já que seria morte certa olhar diretamente para ela). Ocorreu-me que talvez a caixa-de-areia tenha sido o espelho do paciente.

11. SENTINDO, CRIANDO, CENTRANDO

Na técnica da caixa-de-areia, o adulto brinca como a criança, com seriedade. O aspecto lúdico parece propiciar aos adultos uma entrada ou um rito de iniciação no sentimento, no afeto e no mundo da criança. Lembranças perdidas vêm à tona, fantasias reprimidas são liberadas e possibilidades de reconciliação ocorrem. Paradoxalmente, a técnica da caixa-de-areia parece aumentar a capacidade para distinguir o ilusório do real.

A RECUPERAÇÃO DO SENTIMENTO

Uma jovem mulher insegura e pouco realizada, com quase trinta anos, procurava seu senso de identidade e sua segurança nos homens. O pai tinha morrido quando era menina e a mãe casou-se novamente duas vezes, com homens que não lhe dispensaram tratamento paternal.

A paciente, embora extremamente crítica em relação à mãe, se identificava inconscientemente com os valores materialistas dela. Assim como a mãe, usava os homens para lhe dar segurança e auto-estima — uma mulher sem homem era uma fracassada, objeto de dó e comiseração. Não podia confiar nos homens. Devia sempre controlá-los, porque os homens interessantes "ou desapontam ou a abandonam".

Defensiva e emocionalmente carente, no momento estava envolvida num relacionamento destrutivo e se sentia incapaz de sair dele. Devido ao medo do abandono e à incapacidade de confiar nos homens, tornava-se vítima de suas próprias paixões. Muito inteligente, chegou à conclusão: "Tudo tem a ver com a morte do meu pai, quando era muito pequena". No entanto, era incapaz de sentir qualquer coisa por seu pai e, de fato, se lembrava muito pouco dele.

Seu primeiro cenário na areia consistiu numa casa com uma figura paterna, duas meninas e uma mãe.

Ela identificou a menina que estava ao lado do pai como ela mesma. A contemplação do cenário parecia dissolver seu bloqueio de memória e seus sentimentos congelados. Lembrou-se de caso após

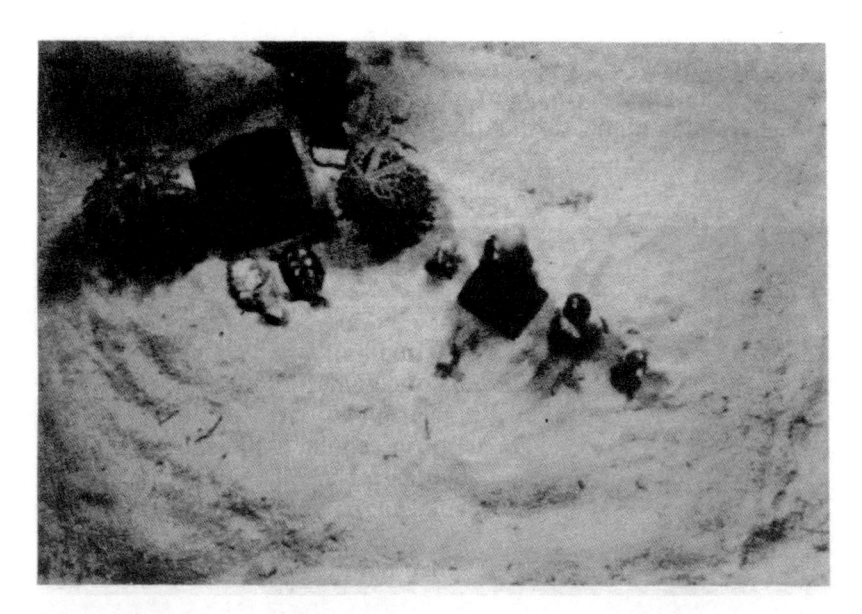

10. A família.

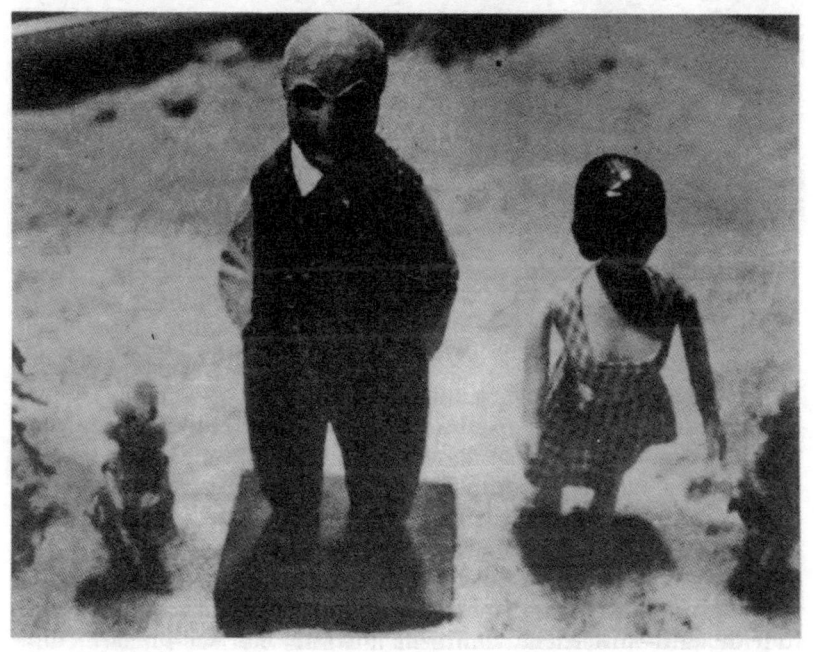

10a. Pai e filha.

caso com o pai e de que tinha sido a favorita dele. Havia lágrimas nos seus olhos.

O segundo cenário, feito na semana seguinte, consistiu numa assustada menininha sozinha na floresta.

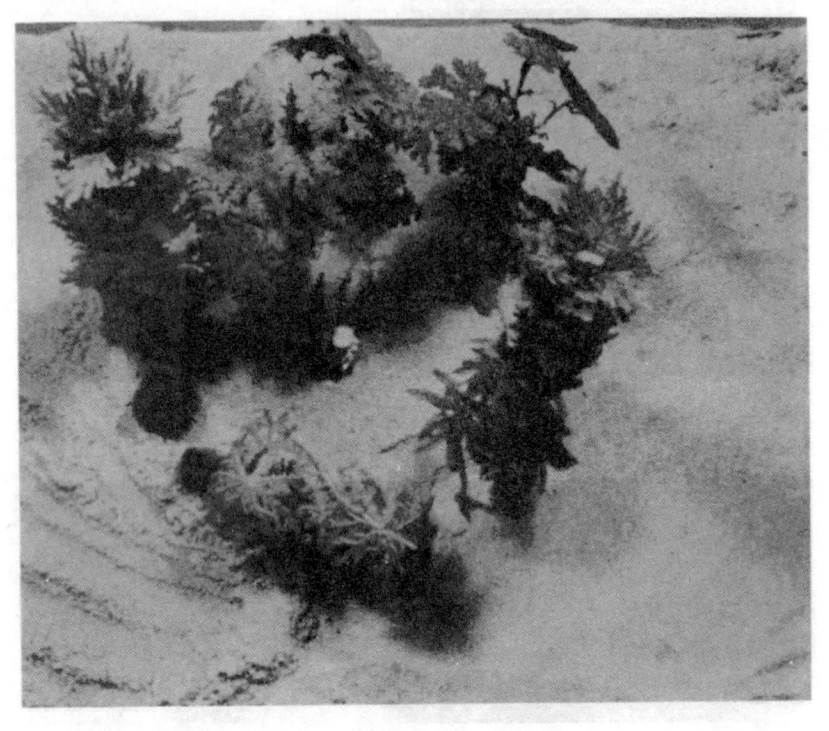

11. Sozinha na floresta.

Houve mais lágrimas, e um reconhecimento do seu próprio medo e solidão interiores. Agora era capaz de reconhecer que a mãe também estivera perdida e assustada quando da morte do pai, e a paciente foi capaz de perdoar suas limitações. Ela reconheceu que a criança carente ainda existia dentro dela e assumiu a responsabilidade por seu cuidado e nutrição psicológicas.

Daí por diante, ela foi capaz de largar a segurança ilusória do seu relacionamento insatisfatório e caminhar sozinha com a nova atitude de auto-suficiência, conforme ilustrada por seu terceiro e último cenário, onde inseriu uma figura masculina positiva.

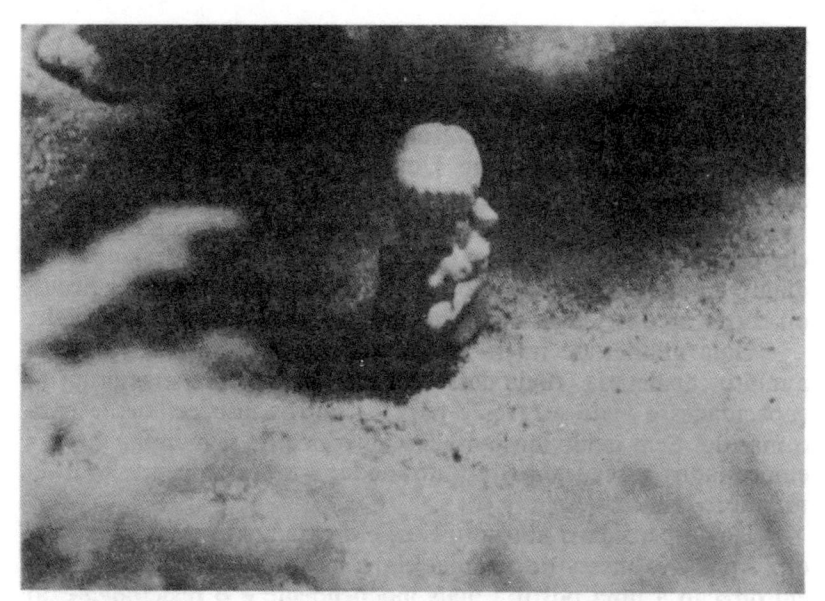

11a. Detalhe.

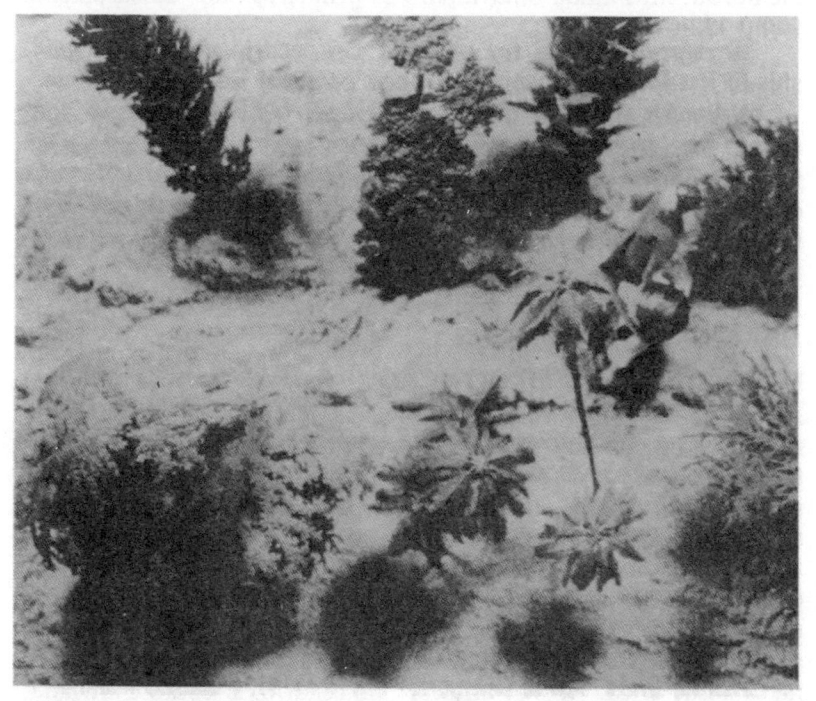

12. Uma nova atitude.

O ATO DE CRIAÇÃO

O próprio fato de fazer algo parece fomentar um crescente senso de criatividade; este, por sua vez, reforça o ego e melhora a auto-imagem e a autoconfiança do paciente. Um alto grau de satisfação e liberação de tensão parece derivar do mero ato de criação. O aspecto do "fazer" da terapia na caixa-de-areia parece especialmente eficaz em casos em que o paciente se sente desamparado diante da realidade (veja Capítulo 8). É também eficaz em firmar ou trazer à consciência um estado de desenvolvimento potencial.

Uma mulher no início dos seus quarenta anos, **extrovertida** e muito capacitada, fugia da responsabilidade sobre suas próprias capacidades e vivia através e para os outros, especialmente para o marido. Sem nenhuma sensação autêntica de si mesma, tomava emprestados a segurança, a autoridade, o *status* e o prestígio do marido.

Havia perdido o auto-respeito, e o casamento estava ameaçado. Após três meses de terapia, ela começou a dar alguns passos em direção a uma postura mais independente e o relacionamento melhorou. Mas ainda olhava para os primeiros anos do casamento como idílicos.

A esta altura, ela fez na areia um cenário de uma pequena cidade despovoada e com um poço próximo ao centro.

Primeiro ela disse que a cidadezinha lembrava o local onde ela e o marido tinham passado "tempos bons". Depois olhou novamente para o cenário e disse: "Não, esta é a minha própria cidade, onde não há pessoas. Aqui posso fazer o que desejar". Veio um longo silêncio. Depois disse: "Os bons tempos são agora"

UMA FORMA DE MEDITAÇÃO

A terapia na caixa-de-areia parece servir a uma finalidade meditativa semelhante à de uma mandala. Fomenta a sensibilidade para as imagens internas, condição para o relacionamento com o mundo interior. O seu aspecto concreto parece estimular um estado de absorção e concentração relaxada, de consciência não-racional. Fica-se diante de uma caixa-de-areia vazia ou de prateleiras cheias de miniaturas, e espera-se por uma idéia ou uma imagem. Ou acorda-se de manhã com uma idéia ou uma imagem a ser concretizada na caixa-de-areia. Ao se completar um cenário, a tensão é aliviada. Nesse momento, percebe-se que o cenário representa pelo menos

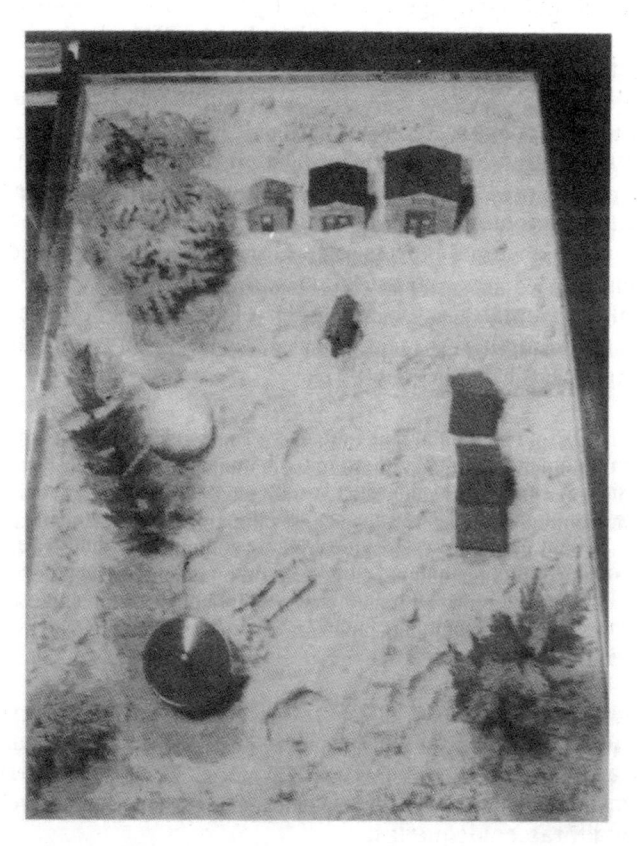

13. Os bons tempos são agora.

algum aspecto interior da pessoa. Portanto, toma-se consciência daquela condição interna, daquele sentimento, daquele humor etc.

A caixa-de-areia age como um foco de atenção que encoraja a centralização. Seus limites físicos evitam as distrações. Como tal, a caixa tem um efeito tranqüilizante e focalizador, que parece facilitar o aprofundamento no nível transpessoal da psique.

REDIRECIONANDO A ENERGIA

Se uma **união dos opostos** libera energia, como disse Jung (*Collected Works*, vol. 5, par. 671), então parece que a terapia na caixa-de-areia oferece várias possibilidades de liberação de energia, já que, por sua própria natureza, age como mediadora entre os opostos: as dimensões horizontal e vertical, o visível e o invisível, o mistério e a realidade concreta, o impulso interno e a realidade exterior, a mente e o corpo (a idéia e a expressão física), a consciência e o inconsciente.

A terapia na caixa-de-areia parece oferecer uma união metafórica do masculino e feminino, já que combina mente/espírito e corpo, elementos masculino e feminino: a terra feminina material é trabalhada pela mente masculina imaterial; a idéia ou a abstração masculinas recebem uma expressão feminina concreta; a consciência e o inconsciente se encontram concretamente.

Talvez a união dos opostos mais evidente se encontre nos elementos **sincronísticos** da técnica da caixa-de-areia. Kalff disse (numa conversa, em junho de 1972):

A terapia na caixa-de-areia é um *evento sincronístico*, já que nela ocorre um fenômeno psicofísico simultâneo. A imagem interna recebe expressão física. A cada evento sincronístico, nasce o próximo passo. A síntese entre o psíquico e o físico torna-se a tese para a próxima etapa no processo.

Há um momento sincronístico de cura, quando o interno e o externo ocorrem simultaneamente; isto é, quando o paciente revela o estado subjetivo interno ao mesmo tempo que o terapeuta o compreende. O evento sincronístico, ao completar uma *Gestalt*, cria e torna possível o próximo passo no desenvolvimento.

Neumann (*The Child*, p. 146) sugere que a relação do ego evolutivo com o mundo e com inconsciente passa por uma contínua transformação baseada em padrões arquetípicos. Essas transformações ocorrem inconsciente e automaticamente, desde que haja circunstâncias ativadoras e adequadas.

Se as neuroses podem ser consideradas como energia mal direcionada ou mal utilizada, se a transformação inclui um redirecionamento da energia para canais criativos e para o desenvolvimento inconsciente da personalidade, então, a caixa-de-areia oferece pelo menos alguns dos elementos que permitem essa transformação.

12. RESISTÊNCIA

Alguns pacientes que se expressam mal vêm para a caixa-de-areia com uma sensação de alívio, já que para eles a expressão verbal é carregada de ansiedade. Pessoas visualmente criativas também gostam da caixa-de-areia e rapidamente se deixam absorver por ela. No entanto, a maioria das pessoas é produto de uma era intelectual/tecnológica e foi condicionada a modos de experiência diferentes dos instintivos e não-verbais. Aqueles que têm pouca ou nenhuma relação com a sua imaginação e que esqueceram como brincar, precisam de coragem para enfrentar o vazio da caixa-de-areia, isto é, para serem lançados de volta aos seus próprios recursos criativos. Os pacientes têm a sensação de que esse processo terá um significado maior do que é de fato.

Assim como em todas as formas de terapia, é importante estabelecer um relacionamento de confiança. A rápida formação de uma aliança terapêutica é particularmente importante para personalidades orientadas-para-o-sucesso, para as intelectuais e verbais, já que a não-interpretação pode provocar ansiedade. Para elas, brincadeiras de criança são uma "perda de tempo". Por outro lado, sentem que os produtos concretos do "apenas brincar" podem ser reveladores de facetas que estão fora do controle. Um paciente, escritor, disse-me recentemente: "Essa coisa é tão assustadora porque você sabe que vai revelar mais do que com as palavras". Os intelectuais estão habituados a controlar com palavras. A experiência não-racional e não-verbal é para eles uma perda de comando difícil de aceitar.

A perda de controle quando não há palavras foi destacada por Paolo Aite, num artigo do *Journal of Analytical Psychology* (outubro de 1978, p. 35): "A comunicação mediada pela imaginação dribla as defesas na expressão verbal do paciente; defesas que freqüentemente também influenciam o modo como o paciente conta os sonhos".

Aite também diz que, na sua experiência, os pacientes usam a terapia na caixa-de-areia como uma forma de resistência quando montam cenários para satisfazer as expectativas reais ou supostas do analista. Vejo que isso ocorre especialmente com pacientes que conhecem símbolos. No entanto, na maioria dos casos, os cenários não saem conforme planejado. Mesmo quando o fazem, os cenários com excesso de simbolismo junguiano são reconhecíveis. Geralmente, após algumas dessas tentativas, os pacientes começam a fazer cenários que refletem algo genuíno dos seus estados interiores, porque descobrem uma agradável liberação da tensão quando um sentimento ou impulso foi realmente expresso.

De maneira geral, percebo que quando os pacientes tentam usar a terapia na caixa-de-areia como uma tática diversionista, os cenários, não obstante, dão alguma indicação do problema.

A resistência consciente forte e consistente, contra a caixa-de-areia deve ser respeitada. A perda do controle verbal pode ser por demais ameaçadora para alguns pacientes; outros podem ser tão vulneráveis à "inundação" pelo inconsciente que se sentem imediatamente ameaçados por qualquer limitação do controle do ego. Isso se aplica a pacientes agudamente limítrofes ou àqueles que se encontram num estado pré-psicótico.

Em outros casos, embora a terapia na caixa-de-areia possa abrir o mundo da fantasia, minha experiência mostra que parece não haver muito perigo de o paciente ser sobrepujado pelo inconsciente.

Os esquizofrênicos mostram uma acentuada resistência à caixa-de-areia. Geralmente, falam muito antes de começar, e há uma grande falta de absorção no jogo em si. Quando, afinal, montam os cenários, eles geralmente ignoram a areia, usando-a como se fosse qualquer outra superfície. Eles montam *sobre* a areia em vez de *dentro* dela, e preferem que a areia esteja seca. Na maioria das vezes evitam tocar a areia, o que aponta para uma desconexão simbólica com a terra e a realidade. Via de regra, os seus cenários não têm margens e tudo está cheio até as bordas, como se temessem que algo penetrasse; não há figuras centrais, nem há uma centralização na disposição das miniaturas.

As características descritas acima podem aparecer em cenários de não-esquizofrênicos que estejam num estado "inundado". No entanto, Kalff destacou um aspecto característico do paciente esquizofrênico e que um processo inteiro parece ocorrer na caixa-de-areia, sem que haja uma mudança perceptível na personalidade. O fenômeno sugere que o inconsciente, devido à sua autonomia, é receptivo, mas que, em tais casos, o ego é incapaz de integrar a experiência.

A terapia na caixa-de-areia não é eficaz com todos os pacientes, do mesmo modo como não o é qualquer outra modalidade psicoterapêutica. Mas quando o processo ocorre, parece operar em forma de "V" como foi descrito por Kalff, isto é, chega até as profundezas da personalidade, ao transpessoal, e depois sai novamente em direção a um engajamento com o aqui e o agora, com a vida como ela é.

13. UMA COMPARAÇÃO ENTRE ANÁLISE VERBAL E TERAPIA NA CAIXA-DE-AREIA

Na caixa-de-areia, começa-se num dado ponto, e trabalha-se com os complexos e a repressão para atingir a fonte, a união dos opostos, a totalidade que é inata e *a priori*. Depois se sobe novamente para o nível vegetativo de uma maneira pré-consciente (Kalff, de uma conversa, em junho de 1972).

ESTÁGIOS DE DESENVOLVIMENTO

Assim como na análise verbal, os estágios do processo na caixa-de-areia não aparecem como entidades separadas ou em uma ordem rigorosa. Poder-se-ia falar de uma espiral, já que os mesmos elementos da personalidade aparecem de forma simbólica em diferentes níveis de desenvolvimento. No entanto, há diferenças entre os estágios de uma análise verbal clássica e os da terapia na caixa-de-areia e elas serão descritas neste capítulo.

Através da interpretação dos sonhos e do diálogo analítico, o paciente, na análise verbal, é mais ou menos consciente do seu desenvolvimento. A terapia na caixa-de-areia é vivenciada em grande parte pelo paciente de forma subliminar (vegetativa). Só mais adiante, no decorrer do processo, é que há mais consciência e atividade do ego.

Assim como na análise verbal, nem todos os pacientes na caixa-de-areia passam por todos os estágios ou completam um processo. Alguns trabalham na caixa somente em tempos de crise, outros têm metas ou tempo limitados; vêm com um problema específico para resolver e trabalham até que o problema esteja resolvido, e então encerram a terapia. Alguns nunca se envolvem realmente com a caixa-de-areia, têm um limitado potencial de desenvolvimento.

Deve-se enfatizar que os estágios aqui descritos se juntam e se sobrepõem, de modo que um cenário, freqüentemente, mostra representações de vários estágios ou elementos em vários estados de evolução.

Os primeiros cenários do processo na caixa-de-areia são geralmente realistas e, como em sonhos iniciais, podem dar indicações dos problemas e de suas possíveis soluções.

Os cenários na segunda fase indicam com freqüência rápida penetração nos níveis mais profundos da personalidade, isto é, na

sombra (inconsciente pessoal). Os cenários podem ter agora uma forma caótica, como se o paciente tivesse entrado no seu próprio submundo e atingido energias brutas e intocadas. Conforme o processo progride, começa-se também a ver vários graus de solução para os problemas e complexos.

Isso, por sua vez, parece liberar mais energia, que permite um aprofundamento ainda maior na psique, ao ponto em que o *Self* ou a totalidade podem ser constelados e tocados.

Esse estágio no nível mais profundo pode ser representado na caixa-de-areia de várias maneiras, mas geralmente aparece em imagens de centralização ou união dos opostos ou símbolos abertamente religiosos, tais como Cristo, Buda, mandalas etc. Uma experiência numinosa ocorre juntamente com o despertar de um impulso religioso. O paciente tem a sensação de ter chegado "em casa", de ter sido guiado por um poder suprapessoal e ocorre uma mudança paradoxal. A consciência (ego) do paciente, tendo experimentado o *Self* maior, desiste de sua autonomia e, paradoxalmente, no mesmo momento, sente-se mais forte devido à sensação de apoio dado por aquele mesmo poder transpessoal ao qual se rendeu. A pessoa ganha, então, um novo senso de ordem e segurança e do seu próprio valor. É esse fenômeno que Kalff chamou de "relativização do ego". É como se ocorresse uma coagulação, na qual o ego encontra o seu tamanho e função corretos. O ego não mais se considera como o poder supremo dentro da personalidade, mas como evoluindo do inconsciente e diariamente relacionado com ele.

A experiência descrita acima é muito semelhante à experiência do *Self* na análise verbal, com algumas diferenças: na caixa-de-areia, ela em geral ocorre mais rapidamente. Da mesma forma, o terapeuta pode às vezes vê-la se aproximando, à medida que a centralização e a organização começam a aparecer nos cenários, após a superação do estágio caótico. (No entanto, a manifestação do *Self*, por mais que seja sugerida e prevista, continua sendo uma experiência comovente, tanto para o paciente como para o terapeuta.)

O mérito específico da constelação do *Self* na caixa-de-areia está, no entanto, na sua visibilidade concreta. Isso fica evidente quando do se mostram os *slides*. A experiência do transpessoal é então reiterada e reforçada de maneira consciente. Uma vez mais, o paciente reconhece e vivencia a "diversidade" do que ocorreu, relembrando de forma consciente o passado. Ele vê o que ocorreu no seu interior e percebe que foi de modo independente, já que não houve interpretação e tudo aconteceu inconscientemente.

Há quase sempre uma sensação de espanto e surpresa com a descoberta da riqueza interior.

Nasce para o paciente uma nova relação com a sua própria imaginação e com seu eu interior e ele ganha uma nova sensação de seu valor e força, porque literalmente a vê. Baseado na sua própria experiência, começa a sentir que existe um fator de cura e de organização dentro de si, que transcende sua consciência egóica e no qual pode confiar. Sente que talvez possa confiar na vida; que pode haver um significado oculto até mesmo nos eventos infelizes ou triviais; que muito do que ocorre com ele não é necessariamente determinado pela consciência. Essa evidência concreta do numinoso e a experiência com ele é um importante evento na relação com o inconsciente e com o *Self*, evento que é o cerne, tanto da terapia na caixa-de-areia quanto do processo analítico junguiano.

Após a constelação do *Self*, pode-se ver o surgimento do ego renascido nos cenários na areia. Às vezes, o paciente escolhe uma única miniatura do mesmo sexo, com a qual se identifica conscientemente e que aparece de forma regular ao longo do processo.

Os cenários subseqüentes assumem um caráter mais criativo. São mais organizados e o paciente se relaciona com eles de forma diferente. O processo na caixa-de-areia torna-se progressivo, já que o ego assume uma postura mais ativa, tanto em relação ao mundo interior como em relação ao mundo exterior.

Nos estágios iniciais da terapia na caixa-de-areia, o envolvimento do paciente tem uma qualidade passiva. Ao externar sua fantasia, ele a *projeta* nas miniaturas. Com o surgimento do "novo" ego, o paciente adquiriu mais energia, consciência e segurança. Reconhece conscientemente que está envolvido num processo significativo, que os cenários representam ele mesmo e que os objetos são metáforas para suas qualidades. Descobre também que pode interagir com as miniaturas e usá-las para expressar a si mesmo.[9]

Após o surgimento do ego, figuras ou símbolos do sexo oposto começam a aparecer de maneira regular e ordeira, indicando a diferenciação masculino-feminino, fatores da contraparte sexual **animus/anima**.

Às vezes, a diferenciação dos componentes da sombra ou da contraparte sexual começam no nível vegetativo bem primitivo, com animais do tipo primal. Esses conteúdos evoluem para níveis superiores de animais e, depois, para figuras humanas. À medida que se desenvolvem os fatores da contraparte sexual *animus/anima*, os pacientes

---

9. Michael Fordham (1956, pp. 207-208) diferencia o que chama de atividade imaginativa e imaginação ativa. Na atividade imaginativa, um ego passivo exterioriza uma fantasia. Na imaginação ativa, há um envolvimento ativo do ego e uma interação com a fantasia. No estágio inicial do processo na caixa-de-areia, pode ser que ocorra a atividade imaginativa e a imaginação ativa somente após a constelação do *Self* e o surgimento do novo ego.

começam a ficar mais conscientes dos impulsos criativos e começam a procurar ativamente canais construtivos para sua recém-gerada energia. Novas atitudes e sentimentos aparecem e o paciente começa a assumir um papel mais ativo. Quando o processo chega a um termo, figuras de cunho espiritual ou símbolos religiosos abstratos podem reaparecer ou aparecer pela primeira vez.

Um aspecto característico do processo na caixa-de-areia é que a diferenciação da contraparte sexual ocorre junto com a manifestação do *Self* e com o surgimento do novo ego ou logo após esses eventos. Isso difere da análise verbal, pela qual a diferenciação da contraparte sexual *animus/anima* geralmente precede a constelação do *Self* e é a porta para ela.

Essa "característica" parece comprovar a tese de que a terapia na caixa-de-areia opera num nível profundo; que realmente reconstitui a unidade mãe-filho, permitindo: (1) a constelação do *Self*, (2) o surgimento de um novo ego, e (3) a diferenciação dos elementos sexuais.

Chamou-me a atenção que essa seqüência de desenvolvimento tenha sido indicada por Neumann, no livro *The Child* [*A criança*], como o desenvolvimento natural de crianças normais. Nesse caso, a constelação do *Self* e o surgimento de um ego saudável são fundamentos, a partir dos quais os elementos personificados das contrapartes sexuais podem ser diferenciados, de modo que os aspectos criativos do *animus/anima* podem ser ativados para enriquecer a consciência do ego, em vez de dominá-la, como ocorre quando o ego é fraco.

Existem outros constructos de Neumann que parecem ser demonstrados pela terapia na caixa-de-areia. No livro *The Origins and History of Consciousness* [*História da origem da consciência*] (p. 286), ele define a capacidade auto-organizadora da psique como o processo de centroversão: "a tendência inata de uma totalidade para criar unidade dentro das suas partes e sintetizar as suas diferenças em sistemas unificados". Esse dinamismo biologicamente determinado se expressa na psique como o impulso em direção à totalidade (p. 405).

Continua dizendo (p. 287) que "a tendência específica de centroversão se afirma *somente* durante o estágio de *formação*, quando aparece um centro visível...". De fato, é a "centroversão que coloca em movimento o desenvolvimento do ego na psique e leva o complexo e a consciência do ego a um primeiro plano" (*The Child*, p. 139).

Pode-se ver esse processo de centroversão ou organização-para-fora-do-caos ocorrer em quase todas as séries de cenários onde o processo aconteceu.

Em *The Child* (p. 136), Neumann sugere que o surgimento do ego reflete o desenvolvimento da personalidade, do nível urobórico matriarcal ao nível patriarcal da psique. Aqui a terapia na caixa-de-areia parece comprovar novamente os constructos de Neumann. O aparecimento de símbolos vegetativos terra-água, seguido do aparecimento do simbolismo patriarcal céu-sol, indica movimento para fora do matriarcado. O aparecimento do simbolismo patriarcal nos cenários, tanto de homens como de mulheres, parece marcar o surgimento de um ego relativamente independente. À medida que o ego se desenvolve, símbolos masculinos e femininos aparecem no mesmo cenário, relacionando-se, indicando uma interação mais equilibrada e dinâmica entre essas características, uma união dos opostos na personalidade.

Quando esse ponto for atingido, pode-se mostrar os *slides* dos cenários na areia e dar explicações e interpretações. A suposição aqui é que agora existe um ego capaz de integrar o material do inconsciente.

UM CAMINHO NÃO DIRIGIDO PARA O SELF

Como vivemos numa sociedade extrovertida, materialista e dominada pela mídia, a capacidade de vivenciar uma experiência interior é anulada desde cedo. Mesmo sob as melhores circunstâncias, fomos sempre treinados para procurar e escutar orientações externas. Estamos acostumados a ouvir o que os outros têm a dizer.

A terapia na caixa-de-areia fornece um caminho seguro, *sem direção* externa, para as nossas profundezas. Interpretações adiadas até depois da constelação do *Self* podem então ser ouvidas e gravadas na memória, de uma maneira diferente, a partir de uma sensação de segurança interna. O ego está pronto para integrar a informação e para ser responsável pelo que conhece. O conhecimento e o *insight* se tornam úteis, em vez de "usáveis". Todos nós encontramos analisandos que "falam" de uma boa análise, que "entendem" os seus complexos e se "compreendem", mas cujo comportamento e relacionamento com eles mesmos e com outras pessoas tendem a dar à psicanálise e à psicoterapia em geral uma má reputação. Quando o *Self* é operacional e colaborador, é menor a chance de se identificar com o que os outros dizem ou de ser indevidamente influenciado pelo terapeuta. Pelo mesmo motivo, é menor a necessidade de rejeitar defensivamente novos *insights*.

Se, numa certa altura do processo, a caixa-de-areia serve de objeto transicional, ela estimula a independência, ao mesmo tempo que oferece segurança.

Uma outra vantagem da terapia na caixa-de-areia é que há menos palavras, pois as palavras podem atrapalhar a comunicação imediata. Na melhor das hipóteses, uma descrição verbal de uma imagem é uma etapa a menos. As palavras são um nome ou um conceito de alguma coisa, e não a coisa em si. Elas podem trazer dificuldades semânticas que interferem na comunicação. Uma representação concreta de uma imagem visual transmite de forma imediata a vivência compartilhada entre o paciente e o terapeuta, que as palavras podem diluir. Afinal, a linguagem do inconsciente é a imagem.

A rapidez e a profundidade em que opera a terapia na caixa-de-areia é surpreendente, ao menos para *alguns* (mas nem todos) pacientes. Pode-se apenas conjecturar sobre o porquê disso...

Talvez a concentração da atenção e a ativação das faculdades criativas imaginativas dentro de um espaço livre e protegido gere ou libere **libido** (energia psíquica) suficiente para soltar as amarras dos complexos de maneira relativamente rápida, como se o processo de cura fosse ativado através do exercício da imaginação.

Talvez, conforme sugerido anteriormente, a representação concreta na realidade tangível da caixa-de-areia estimule a atividade arquetípica, que pode se manifestar em sonhos ou diretamente no comportamento, pois em alguns casos a caixa-de-areia fornece a chave do processo terapêutico; isto é, os temas aparecem na caixa antes de aparecerem nos sonhos.

De qualquer forma, pelo menos em alguns casos, a interação entre a caixa-de-areia e a análise verbal parece ter um efeito sinérgico.

ALGUMAS PALAVRAS DE PRECAUÇÃO

A caixa-de-areia opera num nível primitivo da psique. Portanto, os estágios do desenvolvimento, conforme aqui descritos, devem ser encarados apenas como desenvolvimentos em potencial. O que eles representam para cada pessoa deve ser cuidadosamente integrado na consciência e na vida cotidiana. Deve-se assumir responsabilidade por esses conteúdos e isso exige trabalho e tempo.

À medida que começa a centralização e se aproxima a constelação do *Self*, libera-se uma considerável quantidade de energia física e psicológica e há uma sensação de bem-estar, de renascimento. Penso que a palavra aplicável seja nascimento. Psicologicamente, está-se com cerca de dois anos, cheio de energia e preparado para canalizá-la para qualquer projeto, viável ou inviável.

Eu cometi o erro de despejar energia na reforma de uma grande casa velha no campo, que acabou se revelando uma dolorosa comédia de erros. Aconteceu porque tive que sair de Zurique (na primeira vez) antes de acabar o processo.

Por outro lado, uma paciente minha, uma artista, alterou completamente o seu método de trabalho, mudança que demorou árduos anos até se completar. O paciente cujo caso é apresentado na Parte II deste livro começou a escrever poesia espontaneamente e mudou de casa e a orientação do seu trabalho... Isso não quer dizer que esses eventos dramáticos ocorrem em todos os casos, mas isso é possível.

É importante encontrar um foco para essa energia — alguma saída criativa e significativa. Se um canal criativo independente não surgir de forma espontânea, talvez o terapeuta possa sugerir algo mais estruturado: cursos para aprender algum ofício ou novas habilidades, dança ou talvez alguma atividade corporal. Os corpos dos pacientes freqüentemente ficam mais despertos e convém utilizá-los de maneiras novas e dinâmicas. Se o terapeuta não reconhecer o fenômeno energético, se não for encontrada nenhuma saída adequada, há o perigo real de **inflação** ou mau uso da energia, com conseqüências graves. Isso é especialmente verdadeiro, já que uma parte tão grande do processo ocorre inconscientemente.

Nessa altura do processo, o estado psicológico é difícil de ser descrito ou comunicado. Essa é apenas uma das razões porque o próprio terapeuta deve também ter vivenciado o processo da terapia na caixa-de-areia.

14. RESUMO

Exatamente pelo fato de envolverem um processo autônomo não-verbal e não-racional, com pouca possibilidade de influências indevidas do terapeuta, os estágios do desenvolvimento, da forma como aparecem na terapia na caixa-de-areia, confirmam as teorias de Neumann referentes à importância essencial da unidade mãefilho, à constelação *Self* como pré-requisito para o surgimento do verdadeiro ego, e ao desenvolvimento do ego de um nível urobóricomatriarcal da psique para um nível patriarcal. A terapia na caixa-de-areia também fornece evidências de que o desenvolvimento inicial da personalidade é um processo inconsciente, determinado arquetipicamente.

O aparecimento de um fenômeno de centralização nos cenários de areia confirma a teoria da centroversão de Neumann, baseada no postulado de Jung de que há um processo ordenador inato na personalidade humana.

Os cenários criados no processo na caixa-de-areia, autônomo e livre de orientação externa, indicam penetração num nível transpessoal da personalidade, com uma experiência numinosa concomitante (semelhante à descrita por aqueles que sentem que receberam uma graça divina). Esse fenômeno apresenta evidência tangível da validade da afirmação de Jung, de um impulso religioso inato na psique humana.

A terapia na caixa-de-areia é uma modalidade eficiente que fornece:

• Acesso direto ao mundo interior pessoal dos impulsos e dos sentimentos. Acesso ao mundo lúdico criativo da criança, bem como uma entrada razoavelmente segura no mundo arquetípico mais profundo, já que concretiza e delimita a linguagem arquetípica de imagens. Também age como mediadora ou ponte para o mundo exterior.

• Um instrumento para a recuperação da dimensão especificamente feminina da psique.

- Um meio de reparar os danos à imagem materna que, de outra forma, iria prejudicar a realização da potencialidade da personalidade completa. Isso é feito através da reconstituição da unidade mãe-filho, que permite a constelação do *Self*, precursor do desenvolvimento de um ego saudável.

- Ativação da capacidade natural, autocurativa, da psique.

- Um meio de atingir e vivenciar o mundo transpessoal da psique. Isso produz a "relativização do ego" e um relacionamento naturalmente mais equilibrado entre o ego e o *Self*.

- Uma oportunidade para os pacientes com dificuldades de expressão saírem de seu isolamento interno através da comunicação não-verbal realizada nos cenários na areia. Isso é especialmente útil quando as capacidades intuitivas ou empáticas do analista não forem muito desenvolvidas, já que os cenários oferecem uma expressão *concreta* da situação do paciente.

- Uma recanalização e/ou transformação da energia bloqueada.

- Um meio de autodescoberta e um despertar da capacidade criativa com influência mínima do terapeuta. Um ritual de passagem, tal como Jung descreveu em *Dreams, Memories, Reflections,* ao pintar um quadro ou esculpir: "cada uma dessas experiências mostrou ser um ritual de entrada para as idéias e trabalhos que surgiam vigorosamente atrás disso".

- No mínimo, uma oportunidade para experiência criativa não racional como uma compensação a uma exagerada ênfase coletiva no intelecto dirigido pelo ego.

A terapia na caixa-de-areia acelera o processo de individuação, já que parece redirecionar — pelo menos até um certo ponto — a solução de complexos, a integração da sombra e a diferenciação dos aspectos negativos e positivos do *animus/anima*. Parece mover-se numa linha mais direta em direção à constelação do *Self* e à renovação do ego.

A terapia na caixa-de-areia é um processo essencialmente inconsciente ou, em algumas etapas, semiconsciente. É eficaz e exerce uma atração quase mágica sobre as crianças. Na infância, o ego é contido ainda em alto grau pelo inconsciente, a partir do qual ele se desenvolve. Nas crianças, a preponderância do inconsciente e o lento surgimento do ego é um desenvolvimento normal, natural e autônomo. Portanto, para as crianças, a cura, a constelação e ativação positiva do *Self* parecem fornecer uma base segura, da qual um ego saudável e uma consciência madura podem surgir naturalmente.

Para alguns adultos, a terapia na caixa-de-areia possibilita, num prazo de tempo relativamente curto, que uma pessoa continue a viver com uma confiança renovada nas suas próprias potencialidades e uma nova sensação de apoio interno. Nessas circunstâncias, seria bom lembrar a necessidade de encontrar uma tendência ou saída criativa para a energia liberada no processo da caixa-de-areia. Caso contrário, poderá ser dissipada numa atividade sem sentido. A pessoa poderá vir a ser possuída por um complexo não resolvido ou por um ego irrealisticamente inflado.

Na minha prática, notei um fenômeno que parece comprovar a idéia de que a terapia na caixa-de-areia é uma modalidade de cura. Descobri que alguns pacientes adultos que se envolvem bastante com a caixa-de-areia tendem a diminuir seu interesse em fazer cenários na areia logo após a constelação do *Self* e o surgimento de um ego mais estável. Exceto em momentos de grande intensidade emocional ou períodos de transição, quando retornam à caixa-de-areia, eles se tornam muito mais interessados em analisar seus sonhos, ampliando e fortalecendo a consciência do ego e a compreensão cognitiva e em fazer escolhas e decisões concretas na vida cotidiana. O processo agora se desloca progressivamente em direção à realidade concreta e à vida cotidiana, à medida que o paciente se esforça para integrar a experiência terapêutica no seu cotidiano. É como se a criança interna, ferida, estivesse curada e o paciente agora desejasse assumir a vida adulta de uma forma mais consciente. Parece que o processo de individuação começou, através da caixa-de-areia, no nível não-verbal matriarcal, e agora quer continuar de uma maneira mais cerebral e sensata, que é uma característica do nível patriarcal da consciência, conforme teorizado por Neumann.

A terapia na caixa-de-areia cura feridas que bloqueavam o desenvolvimento normal. Permite a constelação e a ativação positiva do *Self* e o surgimento de um ego estável, capaz de se relacionar por igual com os mundos exterior material e interior espiritual — com a vida do aqui e do agora e com a dimensão transpessoal. No melhor dos casos, a terapia na caixa-de-areia é uma grande facilitadora do processo de individuação. É, no mínimo, uma preciosa modalidade complementar.

PARTE II

APRESENTAÇÃO DE CASO

1. INDICAÇÃO DO PROBLEMA E POSSÍVEIS SOLUÇÕES:
o complexo paterno e outros ítens terapêuticos

Esse caso envolveu um processo relativamente curto, de 48 sessões, ao longo de um período de 18 meses, com uma interrupção de 5 meses. Foi escolhido porque envolve um número razoável de cenários e ilustra alguns dos estágios mencionados neste livro. As etapas foram extraídas da prática clínica com um grande número de pacientes. Elas nem sempre aparecem conforme descrito, nem os cenários são sempre nitidamente demonstrativos. Esse paciente tinha uma habilidade para a realização simbólica e uma ativa necessidade espiritual. Tinha também uma rica vida de fantasia, que precisava de recipiente e foco para se tornar criativa em vez de ameaçadora.

É evidente que outras interpretações, além daquelas que apresentei sobre esse caso e seus símbolos, foram e são possíveis. Outras possibilidades não foram incluídas porque não pretendi fazer um estudo completo dos significados simbólicos desse caso. Este registro é tão complexo quanto pareceu viável dentro dos parâmetros deste livro, cuja finalidade foi descrever minha prática da terapia na caixa-de-areia no contexto da análise junguiana e formular alguns dos seus conceitos básicos, utilizando como exemplo algum caso clínico.

O paciente era um jovem que conscientemente se identificava com o pai pessoal e com o arquétipo patriarcal do espírito. Sofria de um problema de espiritualidade mal orientada, que prejudicava sua vida e exigia a recuperação do feminino, a fim de encontrar algum alicerce na realidade. Era como se o paciente necessitasse de um receptáculo maternal para se separar do pai. O caso envolveu a descida ao nível matriarcal do inconsciente, seguida pelo ressurgimento ou renascimento do ego no nível mais sólido da consciência patriarcal, que incluía o feminino reivindicado. Isso, por sua vez, permitiu uma nova e mais prestativa espiritualidade.

DESCRIÇÃO

O paciente tinha 28 anos. Era um homem de negócios, solteiro, profissionalmente experiente, de aparência e conduta agradáveis. Embora morasse na cidade e trabalhasse num escritório sofisticado, vinha para a sessão, analítica, no meio da semana, vestindo um macacão de trabalho.

APRESENTAÇÃO DO PROBLEMA

Primeiramente, ele negou ter qualquer problema. Veio porque sentia que devia se conhecer melhor a fim de atingir sua meta: alcançar paz (nirvana) com seu intelecto. Desprezava seus sentimentos e disse que os reprimia deliberadamente, porque achava que sentimentos "atrapalhavam a clareza da vida". Reconhecia que tinha alguma dificuldade com um relacionamento de um ano, com uma jovem que o pressionava para casar. Embora se sentisse envolvido, desconfiava de todas as instituições sociais que tendessem a restringir sua autonomia, e era especialmente precavido contra o casamento. Expressou alguma preocupação sobre "não ser capaz de satisfazer as necessidades emocionais dela".

ANTECEDENTES E DADOS RELEVANTES

O paciente vinha de uma família de classe média alta, protestante e emocionalmente reprimida, dominada por um pai rígido, perfeccionista e patriarcal, chamado de "senhor". A ida dominical à igreja era obrigatória. O pai *professava o ideal de controlar todas as emoções pela mente*. Tinha atingido um considerável sucesso profissional e financeiro, e achava que os quatro filhos deveriam fazer o mesmo.

A aceitação ou aprovação na família dependia do desempenho dos papéis e das funções na família, *conforme determinados pelo pai*. A mãe, uma dedicada dona-de-casa, rígida e emotiva, era objeto de condescendência do pai dominador e procurava consolo junto ao filho mais velho na época do nascimento do paciente.

Muito cedo, o paciente assumiu o papel do "bom filho" do pai e, conscientemente, se identificava com os valores do mesmo. O pai freqüentemente dizia que "Os Smiths não fazem as coisas da mesma forma que os outros. Espera-se mais de nós". O paciente, separado da mãe e do feminino (porque ela se tinha voltado para o irmão mais velho), foi sobrecarregado não somente com os valores extremamente unilaterais do pai, mas também com a obrigação de cumprir um destino superior, um sentido de nobreza espiritual que reforçou sua precoce identificação com o espírito.

Embora fosse bom aluno e bom esportista quando jovem, ele se descrevia como "uma espécie de solitário" e tendo tido "um desabrochar sexual tardio". Não começou a namorar antes da faculdade e declarou suas "dificuldades quanto à parte social".

Atualmente, estava morando com a namorada e esse era seu primeiro envolvimento importante. Desacostumado a sentir e/ou expressar sentimentos, ele deu a ela autoridade sobre todos os assuntos referentes ao sentimento ou relacionamento. Tentava satisfazer as necessidades emocionais dela. Quando não conseguia, reagia com um comportamento de resistência passiva que lhe era típico. Recolhia-se em silêncio, andava durante horas ou evitava confrontar-se com ela, voltando-se para comportamentos obsessivos-compulsivos; por exemplo, o desempenho repetitivo de trabalhos domésticos. Havia também muitas conversas longas e intelectualizadas entre eles, sobre a natureza do amor e do relacionamento. Elas se transformavam em disputas pelo poder e simplesmente agravavam suas dificuldades. Após algumas semanas de terapia, o paciente reconheceu que estava tendo dificuldades com o trabalho. Tinha se formado com mérito na faculdade e tinha um cargo de prestígio. No entanto, estava viciado em maconha, fumava regularmente várias vezes ao dia durante o expediente. Tendia a passar grande parte do seu dia de trabalho fantasiando e depois compensava isso de forma exagerada, com uma obsessiva atenção com os detalhes. Era incapaz de terminar as tarefas de forma satisfatória e dentro do prazo, e estava tendo cada vez mais dificuldades para manter até mesmo um nível mínimo de produtividade.

Ao mesmo tempo em que solapava o seu cargo atual e prejudicava seu futuro profissional, tinha freqüentes fantasias, nas quais realizava perigosos feitos heróicos. Sonhava com levitação ou vôos heróicos à beira de precipícios. Um caso pertinente foi o de um sonho em que estava correndo de mãos dadas com a namorada num planalto e depois decolava com ela da beira do precipício, indicando ser iminente a perda de contato com a realidade.

Tinha idéias grandiosas sobre a vida, sabedoria e paz, como tentativa de racionalizar seu comportamento. Por exemplo, "desapego" era uma idéia importante para ele, usada como desculpa para evitar conformismo ou compromisso. Qualquer circunstância ou convenção social que fosse percebida como limitadora de sua autonomia — por exemplo, ter um emprego e ser responsável perante um supervisor, vestir roupas convencionais ou casar — era *automaticamente* enfrentada com resistência passiva-agressiva.

AVALIAÇÃO

O paciente estava muito defendido e, durante algumas semanas, insistiu que vinha apenas para discutir assuntos filosóficos. Contava sonhos, mas queria discutir a *sua própria interpretação*. Qualquer sugestão de que os sonhos poderiam indicar algo diferente do que ele pensava gerava de uma firme resistência. Não estava preparado para reconhecer ou lidar com sua sombra. Era difícil obter dados biográficos porque ele achava desleal falar sobre a família. De fato, somente começou a falar livremente sobre sua vida e família após começar a fazer cenários na areia.

No entanto, estava disposto a tratar dos seus problemas com a namorada de uma maneira reservada e chegou mesmo a reconhecer que um fator para vir à terapia fora a insistência da moça de que ele "não estava satisfazendo as necessidades dela". Não achava que ele próprio tivesse necessidades insatisfeitas, já que sua meta de nirvana, "paz", exigia desapego, o que significa auto-suficiência e independência total de outras pessoas.

Seu diagnóstico apresentava um quadro de aguda inflação, compensada por uma profunda ansiedade. Usava um ajustamento obsessivo-compulsivo, que corria o risco de ser sobrepujado por uma tendência paranóica ativa. A sua vida de fantasias intrusas, o vício da maconha, suas grandiosas intelectualizações, quase que "saladas" de palavras, sua dificuldade com sentimentos e com qualquer forma de autoridade ou limitação de autonomia, tudo sugeria um possível processo paranóico que se tinha originado na dissociação dos seus sentimentos e na necessidade de racionalizar a falta de vida emocional, bem como a sua solidão interior. Em termos funcionais, estava com uma falta aguda de sentimentos e de um sentido de realidade.

Pareceu-me a vítima clássica do que Murray Stein, em seu livro *Fathers and Mothers* [*Pais e Mães*] pp. 64-74, chamou de aspecto Cronos do "pai devorador". Cronos, para se libertar, castrou seu pai e, depois, ele mesmo se tornou o pai devorador, comendo seus próprios filhos.

Stein sugere que a estratégia dos Cronos atuais com seus filhos é "incorporá-los e depois espiritualizá-los ou 'psicologizá-los', separando-os, portanto, das suas origens instintivas" (p. 71). Esse paciente, espiritual e psicologicamente devorado pelo pai, estava emocionalmente tão isolado e incapaz de se relacionar quanto Jonas na barriga da baleia.

É interessante notar que o pai do paciente era quase que literalmente um Cronos, na medida em que "psicologicamente" matou o próprio pai. Nenhuma menção jamais fora feita ao avô paterno ou à família do pai em geral, nem se fazia qualquer pergunta sobre o assunto doméstico. Os antecedentes paternos permaneciam um mistério, como se ele tivesse brotado da terra sem pais.

Pouco ou nenhum progresso foi feito nas primeiras sessões porque o paciente as dominava com a sua mente, da mesma forma que o pai dominava a família. Então, ele fez seu primeiro cenário de areia.

Os relativamente poucos cenários de areia (14) desse caso ilustram o desenvolvimento da terapia na caixa-de-areia.

1. Uma cena realista real, apontando os problemas e possíveis soluções.

2. Descida ao inconsciente pessoal (sombra), revelando problemas e potencialidades de cura de forma mais nítida.

3. Solução parcial de um grande complexo.

4. Diferenciação dos opostos, centralização, constelação do *Self*.

5. Surgimento do ego nascente e a conseqüente luta para diferenciar os aspectos masculino e feminino da personalidade.

6. Surgimento da *anima/animus*.

7. Relativização do ego em relação ao transpessoal.

8. Evolução do nível matriarcal para o nível patriarcal de consciência.

CENÁRIO 1

Descrição

É uma cena de índios americanos. No lado direito, perto do centro, há um chefe índio americano estendendo um cachimbo da paz. Atrás dele há uma tenda e duas mulheres com um bebê. O quadrante superior direito contém um carvalho. Sob o carvalho, mergulhado nas sombras, não facilmente discernível no cenário, senta um guerreiro índio sozinho. Atrás da árvore estão um veado e uma corça. O quadrante inferior direito contém um pinheiro e, atrás dele, um cavalo, também dificilmente discernível. No centro superior do cenário, perto da borda da caixa, há uma figura dourada de Buda. O quadrante superior esquerdo contém duas mulheres índias nômades conduzindo cavalos que carregam seus suprimentos e pertences. Estão se aproximando do acampamento índio. Na parte inferior do cenário, perto do centro, vê-se uma canoa com dois homens brancos, caçadores de peles. No quadrante inferior esquerdo há uma grande árvore. À esquerda há uma árvore seca e, atrás das duas árvores, um búfalo, escondido da visão de todos os outros objetos do cenário.

Comentários do paciente

O paciente disse que era uma cena pacífica; que os dois caçadores de peles estavam apenas de passagem pelo rio e que o chefe lhes estendia o cachimbo da paz. As duas mulheres no quadrante superior esquerdo eram nômades e vinham morar no acampamento índio. O guerreiro índio sob a árvore estava sozinho e observava a cena. O paciente se identificou com o guerreiro índio. Disse que Buda estava lá porque era um princípio central e sua finalidade era reunir as duas raças.

O comentário do paciente sobre o búfalo escondido dos outros era que tinha medo de colocá-lo aí, já que poderia perturbar a paz da cena, mas, impulsivamente, acabou colocando-o.

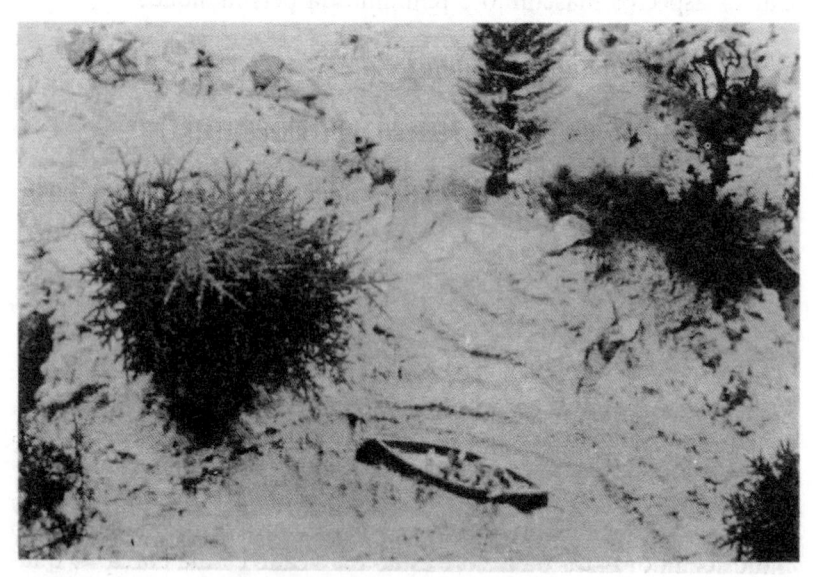

1. Uma cena índia americana.

Observações

Esse cenário aponta para vários itens importantes para o paciente. O chefe índio representaria certamente seu complexo paterno, o chefe incontestável, assim como o pai do paciente. A posição central do chefe índio aponta para a identificação inconsciente do paciente com o pai autoritário e poderoso.

As mulheres nômades eram figuras da *anima* carregando sentimento, mas também demonstram a qualidade nômade, sem raízes, dos seus sentimentos. No entanto, trazem suprimentos e estão vindo para o acampamento e isso é um sinal promissor.

O búfalo oculto, que poderia perturbar a cena, representa seus próprios instintos reprimidos e poderosos, bem como sua paixão e fúria contidas, que estavam realmente cindidas e se expressavam indiretamente apenas através do comportamento passivo-agressivo. O búfalo, a base da cultura dos índios das pradarias, era um animal poderoso e fornecia tudo que era necessário para a vida e sobrevivência da tribo — leite, carne, combustível, roupas, abrigo e transporte (canoas e tendas). Resumindo, um animal maternal que representava nutrição e abrigo. Novamente, a posição isolada do búfalo destaca a condição de cisão do paciente com relação aos seus próprios instintos femininos nutrientes.

Os caçadores de peles podem se concentrar no que fazem e são capazes de se mover com agilidade e precisão, podendo agir sob condições adversas. No entanto, eles estão numa canoa e na areia seca. Uma canoa na areia seca só pode dar uma ilusão de movimento.

O Buda provém da idéia do paciente sobre nirvana — representa um desejo e um impulso genuíno para se relacionar com o transpessoal, para integrar o corpo, a mente e o espírito, já que era isso que Buda representava. O Buda hindu, arbitrariamente enxertado nessa cena índia americana, de alguma forma indica o impulso espiritual desse jovem paciente.

É interessante notar que, em três quadrantes desse cenário, os animais estão fora da visão das pessoas, isto é, búfalo no quadrante inferior esquerdo, cavalo no quadrante inferior direito e veado e corça no quadrante superior direito, revelando até que ponto seus instintos estavam reprimidos. O veado e a corça apontam para a potencialidade de um relacionamento equilibrado entre os aspectos masculino e feminino no paciente. O afastamento das duas figuras, no entanto, indica que uma tal união está ainda muito longe de se realizar.

O guerreiro índio sentado nas sombras, sob a árvore, à direita, com quem o paciente se identificava, apresenta uma nítida imagem da solidão do paciente, mergulhado na própria sombra, inconsciente e incapaz de reconhecer isso.

A confecção desse cenário parece ter iniciado o processo analítico. O paciente, que era reservado nos seus comentários durante as sessões anteriores, começou a falar espontaneamente sobre repetidos sonhos de sacrifício que duraram a maior parte da sua vida. Nos sonhos ele se sacrificava para ajudar os outros, especialmente salvar as mulheres. Lembrou, em particular, um sonho que ocorrera quando era adolescente, do qual ele se lembrava nitidamente por ser um pesadelo. No sonho, uma menina estava à beira de um precipício, prestes a cair e, ao puxá-la para trás, ele próprio despencou. O sonho indicava um estado psicológico bem precário.

A essa altura, o paciente recordou-se de vários sonhos nos quais levitava e era um grande herói que podia voar, como o Super-homem. Daí por diante, foi capaz de trabalhar intensamente e começar a procurar sua sombra. Podia falar dos seus problemas no trabalho e de sua dificuldade com a inércia e a passividade. Começou a reconhecer sua tendência para a grandiosidade e a racionalização, sua falta de sentimentos como um problema, e a olhar para a família e para o pai de uma forma mais objetiva.

Um mês depois, montou o segundo cenário.

2. PENETRAÇÃO NO INCONSCIENTE PESSOAL: maiores esclarecimentos dos problemas e possibilidades de cura

CENÁRIO 2

Descrição

À esquerda, tudo está em desordem. Muitos carros atolados na areia; um canhão está encarapitado de forma inclinada numa pedra; uma árvore está caída. Perto do centro, no lado esquerdo, estão os três macaquinhos, "Não ver o mal", "Não ouvir o mal" e "Não falar o mal". Um motociclista, no quadrante inferior esquerdo, também está atolado na areia, bem como um tanque do exército.

No quadrante superior esquerdo vê-se um vaqueiro (*cowboy*), um soldado deitado atirando a esmo, uma árvore caída e um canal. No quadrante superior direito, há um avião acidentado, uma árvore de pé e algum musgo. No lado direito, uma igreja com um bebê sentado diante dela. No quadrante inferior direito há uma árvore.

No centro do cenário há uma massa de água que o paciente chamou de lago, onde há um bebê afogado. A foca à direita e o castor nas margens estão "cada um na sua". Perto do bebê há um veleiro fora d'água num *trailer*, e um penico. Na água se encontra a estrela alquímica de seis pontas. O paciente falou que os objetos na água eram detritos. Na parte central inferior do cenário estão um cavaleiro andante com uma lança, algumas pedras, musgo e um furgão, sobre o qual há um homem com uma câmera de televisão.

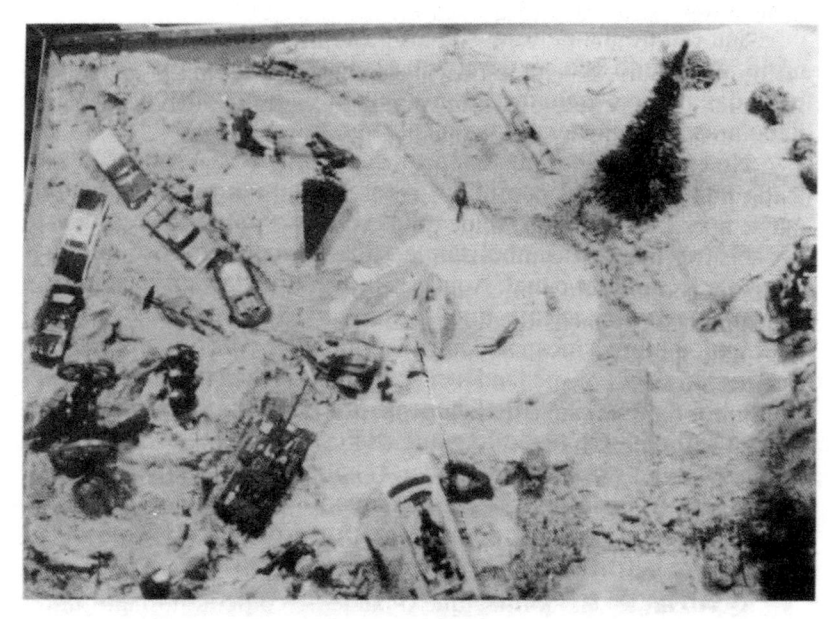

2. O progresso está matando a natureza.

Comentários do paciente

"À esquerda está o 'progresso', isto é, o assim chamado progresso que está matando a natureza. Há muita luta e destruição." Disse que o bebê no lago tinha sido uma vítima e não sabia por que, mas ele achava que poderia ser o Menino Jesus. Ele não falou muito sobre os conteúdos do cenário, mas sobre alguns sentimentos que tinha tido no Central Park[10] alguns dias antes. Ele passeou pelo parque e se conscientizou de como era bonito. Foi ao zoológico e ficou comovido até as lágrimas com os animais nas jaulas, sentindo quanto estava separado da natureza. Então, pela primeira vez em sua vida, viu como era bom sentir, mesmo que fossem sentimentos tristes, e

---

10. Um grande parque na cidade de Nova York. (N.T.)

naquele dia decidiu não analisá-los mas simplesmente permitir que ocorressem.

Observações

O trabalho no último mês foi intenso e deixou-o aturdido. Esse cenário é um exato reflexo do seu estado interior. Seu estado mental está refletido no quadrante esquerdo do cenário, onde tudo está em desordem e confusão, e as coisas estão imobilizadas. O lago poluído, com o bebê afogado e cheio de detritos não funcionais ilustra graficamente sua estagnação. No entanto, há também indicações positivas. A primeira é a entrada num nível mais profundo. Agora há uma nítida indicação de água, apesar de poluída, onde antes só havia um leito seco de rio. Os três macacos simbolizam a velha falta de disposição dos homens em reconhecer o mal. Aqui eles provavelmente representam tanto o **superego** do paciente, que insistia que não podia cometer qualquer mal, quanto a incapacidade de ver ou lidar com a sombra, sendo esta responsável por sua tendência paranóica. Além disso, os três macaquinhos representam o desligamento dos três sentidos que nos orientam na realidade. No entanto, aqui, os macaquinhos estão colocados numa seção do cenário onde as coisas não são operacionais e chegaram ao ponto de imobilização. Nesse contexto, e quando se lembra o trabalho com a sombra no mês anterior, é possível esperar que as atitudes por detrás da tendência paranóica estejam sendo desativadas.

A estrela de seis pontas, que o paciente colocou no lago junto com outros "detritos", poderia ser um sinal do potencial espiritual da pessoa, pois continha dois triângulos entrelaçados, o masculino ($\triangle$) e o feminino (∇) que, na alquimia, eram chamados Signo de Salomão. A estrela de seis pontas era considerada um equivalente da alma humana, a conjunção do masculino e do feminino, do fogo e da água — os pares de opostos. Talvez a indicação de um potencial para a totalidade, ao lado dos detritos psicológicos.

A foca e o castor são tanto animais da terra como da água, novamente símbolos positivos que se movem nas profundezas da personalidade. Os animais representam instintos que não estão mais numa posição de desligamento.

A igreja, à direita, pode indicar um movimento em direção a uma atitude ocidental mais realista para com o espírito. O bebê, com braços abertos diante da igreja, possivelmente indica a potencialidade para uma nova atitude espiritual, mais inata a ele. Por outro lado, a posição da igreja, afastada da "ação", indicaria a separação entre sua orientação religiosa e seus instintos e sentimentos.

O avião acidentado era remanescente de antigos sonhos e fantasias de ser um herói tipo Super-homem, voando e levitando acima das pessoas. Indicava o reconhecimento interno, ainda inconsciente, da falência da sua atitude puramente intelectual; um pré-requisito para "colocar os pés no chão" e o aceleramento da função sensação. Esse cenário, tão repleto de luta e destruição, lembra uma das descrições de Jung sóbre o que acontece quando a quarta função — neste caso, a sensação — começa a se ativar:

> A quarta função está contaminada pelo inconsciente e, ao se tornar consciente, arrasta com ela o inconsciente. Você então tem de chegar a um acordo com o inconsciente e tentar fazer uma síntese dos opostos. Primeiramente, irrompe um violento conflito ... Tudo nele se levanta em revolta e ele se defende desesperadamente contra o que parece ser uma bobagem mortífera (*Collected Works*, vol. 12, pp. 152-153, par. 193).

De maneira geral, a qualidade não funcional do cenário reflete seus problemas com o mundo cotidiano, que o empurravam em direção ao reconhecimento da falência do seu sistema de valores.

O paciente se movia em direção à percepção de que a civilização e o materialismo, que ele tanto criticava por estarem destruindo a natureza, tinham surgido exatamente do seu tipo de identificação com o intelecto. Assim como o pensamento dissociado do sentimento estava destruindo a ecologia do mundo, o mesmo ocorria com ele.

O homem com a câmera de televisão para o noticiário pode refletir sua atitude *consciente* de não-envolvimento, desapegado e observador ou talvez uma potencialidade para um novo tipo de registro objetivo de eventos internos e externos, da mesma forma que o processo na caixa-de-areia é fotografado e estudado, com a finalidade de se obter um significado.

O cenário seguinte foi feito um mês depois.

3. ATIVAÇÃO DOS INSTINTOS:
aparece o potencial para se vincular

CENÁRIO 3

Descrição

No quadrante superior direito há um curral com um pequeno bezerro ou vaca diante dele. Há árvores, musgo e bolotas em todo o cenário e algumas pedras. Perto da água, no lado direito do cenário, há um cavalo brincalhão.

No lado esquerdo do cenário há uma girafa, um elefante branco e uma gazela no quadrante superior esquerdo. Na área central, perto de algumas árvores floridas, encontra-se um gorila preto. Um pedaço de coral está perto do centro, à esquerda.

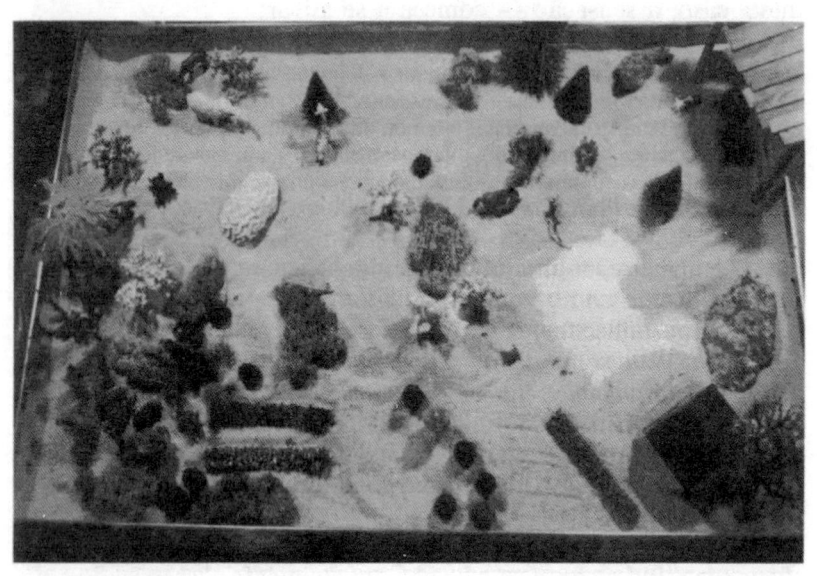

3. O alvorecer cor-de-rosa.

Comentários do paciente

O paciente chamou seu cenário de fazenda e disse:

O elefante branco é pacífico, leal, calmo; não tem nenhum inimigo natural. Preocupa-se com o grupo. Ele gostaria de ter um cônjuge para toda a vida.

A gazela é vulnerável, defensiva. Quando se é vulnerável, precisa-se de defesas. A principal defesa da gazela é ser capaz de fugir rapidamente.

O gorila está mais próximo do homem do que os outros animais: é um vegetariano e também gostaria de ter uma companheira para toda a vida.

Colocou o cavalo brincalhão porque, segundo ele, gostava deste cavalo.

Disse que fez esse cenário para se acalmar, porque se tinha sentido muito tumultuado. Estava muito zangado com o pai, mas ainda era incapaz de confrontar a ira ou expressá-la diretamente contra ele.

Na noite anterior a esse cenário, ele e a namorada reconheceram a necessidade que tinham um do outro, e isso tinha-o deixado bastante perturbado, já que seu ideal era o de não precisar de ninguém, e de não ser requisitado por outra pessoa. Essa capacidade de sentir necessidade e expressá-la agradava-o e assustava ao mesmo tempo, porque ainda se sentia despreparado para ter sentimentos e temia o compromisso. Mas era capaz de explicar à namorada sua necessidade de solidão porque, segundo ele, ela já havia interpretado essa necessidade como rejeição.

Então ele escreveu um poema, que começava assim: "O alvorecer cor-de-rosa avança sobre a sombra do pai".

Observações

Passou-se um mês entre o último cenário e este.

Embora ele chamasse isso de fazenda, tinha mais uma atmosfera de Jardim do Éden.

Os três animais "que se juntam para toda a vida" e estão no lado esquerdo do cenário parecem indicar no paciente o desenvolvimento de um potencial para se comprometer. Por outro lado, o fato de serem animais solitários de cada espécie — um de cada — significava que ainda havia muita sensação de solidão. No entanto, o Jardim fornece um local de encontro para cada um desses animais solitários, indicando que se movia em direção à consciência do significado desses animais para ele. Todos eles eram herbívoros, o que sugere que o nível vegetativo animal tinha sido atingido. A ausência de seres humanos também indica esse nível profundo do inconsciente.

O coral, que se parece muito com um cérebro ossificado, parece sugerir um definhamento do ponto de vista puramente intelectual.

A gazela ou corça tem sido tradicionalmente um protótipo da *anima*-alma.

Nos três meses seguintes o paciente não fez mais nenhum cenário na areia, porque o surgimento de uma grande quantidade de material onírico necessitava de interpretação e integração. Além disso, como estava muito envolvido na realidade da vida cotidiana, havia muito o que falar e trabalhar, e ele se tornou menos interessado nos cenários na areia.

Nesse período, seu trabalho melhorou muito e isso o aliviava bastante. Continuava a lutar com um sentimento de ira contra o pai, que ainda tratava de "senhor".

Também se debatia com seus sentimentos em relação à namorada. Parecia que quanto mais próximo ele se sentia de assumir um compromisso, mais infeliz e exigente ela ficava. Dizia que nada do que fazia era suficientemente bom aos olhos dela. Ela parecia estar absorvida nela mesma, sem procurar satisfazer as necessidades dele, mas continuava insistindo em que ele não estava satisfazendo as dela. Resumindo, ele começava a ver a sombra dela e a reconhecer e aceitar as próprias necessidades.

A essa altura, seu trabalho tinha melhorado, a tal ponto que conquistou um cobiçado cargo em outra cidade. Antes de viajar por um período de cinco meses construiu o cenário seguinte.

4. TRANSIÇÃO:
indicação de mudança de valores

CENÁRIO 4

Descrição

O paciente chamou esse cenário de absurdo. Disse: "É uma inversão surrealista". A idéia era de que nada era usado corretamente. Na parte central superior há um totem que domina o cenário. Na frente do totem há uma batedeira de manteiga tombada e uma pinha. No quadrante superior esquerdo, uma montanha, e sobre ela um coral vermelho. Isso simbolizava o absurdo, já que o coral vermelho deveria estar na água mas, pelo contrário, estava na montanha. O quadrante superior direito contém uma casa redonda de cerâmica onde está sentado um sapo coroado.

A metade inferior do cenário contém uma massa de água com um canal saindo do quadrante inferior esquerdo. Naquela massa de água há uma caveira, um relógio tombado de lado, uma ilha de areia e, na outra margem, um vaso tombado. No lado esquerdo do cenário, a miniatura de um menino chinês está de pernas para cima, com a cabeça enfiada na areia. No lado direito, perto da água, a miniatura de um abutre, uma ave numa árvore marrom sem folhas.

Comentários do paciente

O paciente disse que escolhera esses objetos aleatoriamente. Não tinha muito o que comentar sobre eles. Disse que a batedeira de manteiga era americana, da era colonial, e indicava algo "que voltava para a terra". Disse que a ave na árvore era um abutre que come cadáveres. Colocou o sapo coroado na casa redonda por brincadeira, e o relógio ao seu lado representava o tempo. Disse que o menino de ponta cabeça foi a forma como tinha vivido a vida, com a cabeça enterrada na areia.

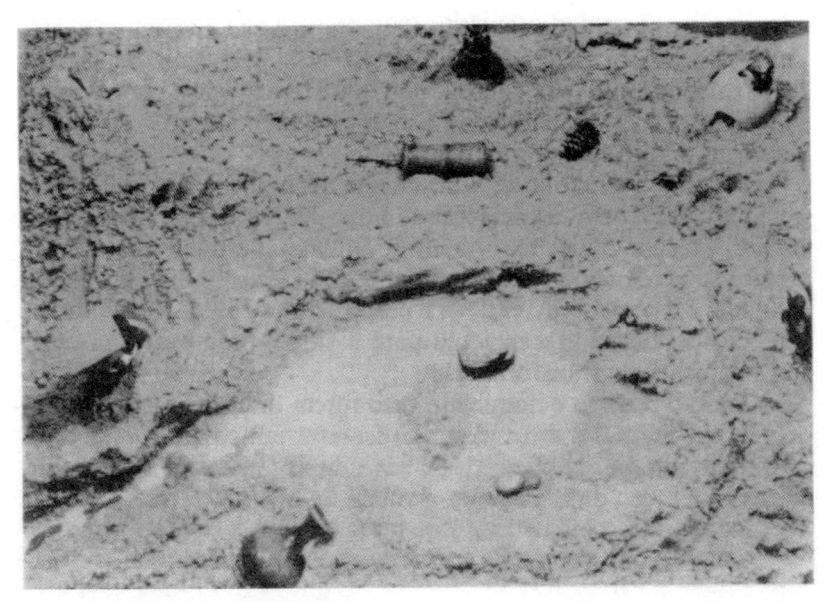

4. Uma inversão surrealista.

Observações

A atuação do paciente melhorou consideravelmente. Mas estava lutando muito durante esse período de transição. Tentava enfrentar sua sombra pela primeira vez e encontrar os seus próprios valores, em vez daqueles do pai. Estava fazendo uma nova e dolorosa tentativa de se relacionar com a namorada e lutava para descobrir, definir e expressar seus sentimentos. Além disso, todos os seus princípios anteriores estavam sendo seriamente questionados, e seu sistema de valores sofria uma profunda mudança. As coisas realmente não eram o que aparentavam ser e o cenário refletia essa verdade.

No entanto, o cenário também apontava para uma presença feminina emergente e crescente na psique do paciente. A batedeira de manteiga representa um modo tradicionalmente feminino de coagulação ou solidificação. O vermelho do coral indica paixão e sangue. O vaso é, certamente, um receptáculo feminino.

O abutre, como devorador dos mortos, era sagrado para a maioria das grandes deusas: Hathor, Nekhbet, Maat, Isis e Hera. Acreditava-se que era um purificador compassivo, já que não devorava qualquer ser vivo. O abutre talvez estivesse à caça de seus velhos valores.

O relógio, embora de lado, representava sua crescente capacidade para viver a realidade concreta. Ele estava, de fato, aquiescendo às exigências do tempo linear, apto para os negócios, para os compromissos sociais e analíticos e programava seu tempo de trabalho de forma muito mais produtiva.

Como um símbolo da mortalidade do homem, a caveira também indicava a nova consciência do fator tempo, indicando também uma dissecação maior da orientação unilateral e intelectual do paciente. A caveira é também o símbolo da indestrutibilidade e imortalidade; é o que sobrevive após o corpo ser destruído. Na alquimia, era considerada um receptáculo para a vida e para o pensamento, um recipiente de transformação.

Todo o cenário é dominado pelo totem índio. O totem, representando o animal como ancestral e protetor mítico, pode estar aqui sugerindo um potencial espiritual baseado nos próprios instintos do paciente. O fato de ele chamar o totem de mal indicaria a ambivalência para com os seus instintos ou para com a mudança.

O sapo é um animal da quintessência da transformação, que habita a água e depois a terra, muda a forma de girino para sapo e, miticamente, transforma-se de príncipe em sapo e vice-versa.

Portanto, pode-se dizer desse cenário que, embora o paciente estivesse confuso e sofrendo, a luta estava a serviço da transformação. Ele voltou após vários meses de trabalho em outra cidade e montou o seguinte cenário.

5. INÍCIO DA SOLUÇÃO DO COMPLEXO MATERNO

CENÁRIO

Descrição

Aqui, após uma interrupção de cinco meses, o cenário é similar ao anterior, pois os objetos são usados arbitrariamente e não no seu contexto usual.

Quando o paciente fez esse cenário pela primeira vez, os objetos foram usados de forma funcional e estavam distribuídos razoavelmente bem e por igual, mas isso não o agradou, de modo que simplesmente pegou os objetos que estavam à esquerda e deslocou tudo de forma apertada para o lado direito do cenário, deixando vazio o quadrante inferior esquerdo.

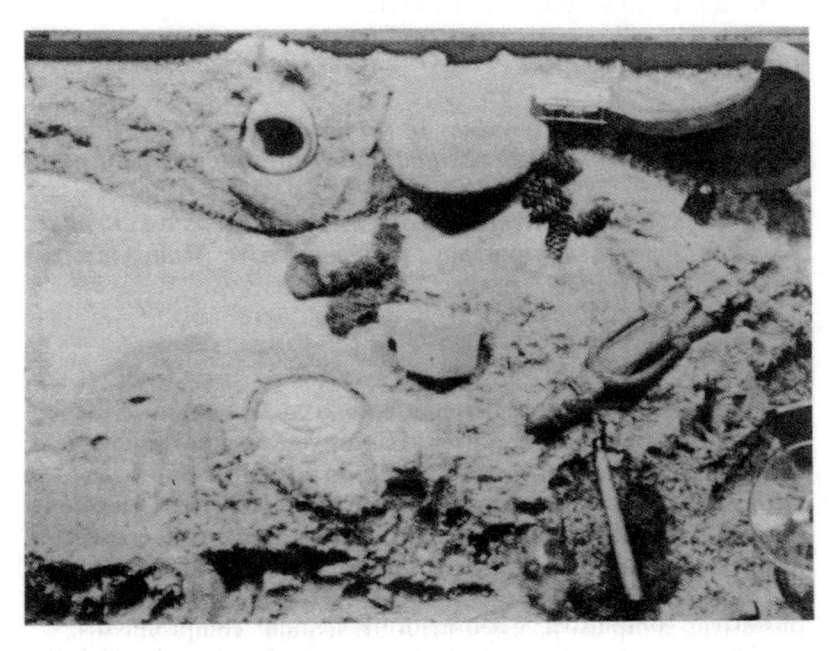

5. O altar daquilo que é.

No quadrante inferior direito, um cálice de vinho está virado para baixo, uma ponte está apoiada em uma de suas extremidades, uma cadeira está de cabeça para baixo, dois instrumentos para modelar barro estão enfiados na areia. Perto de um pouco de musgo há uma caricatura de um viking da idade da pedra, virada e semi-enterrada na areia. Movendo para cima do quadrante direito, uma representação de um primitivo deus fálico caído. Acima dele, uma pequena miniatura de um monge chinês, de pernas para cima, com a cabeça na areia.

Acima, há uma bandeja em forma de lua crescente virada, de lado. No centro, no topo do cenário, uma pedra plana e, entre a pedra e a lua crescente virada, há uma pequena ponte de madeira. Abaixo, algumas pinhas.

À esquerda da pedra plana há uma casa redonda de cerâmica que foi tombada de lado e enfiada na areia, para compor uma estrutura em forma de caverna. Acima há dois instrumentos de modelar barro enfiados na areia.

Uma pedra branca e preta e algum musgo estão na água e, ligeiramente à direita do musgo e da água, há uma casa virada. Por perto há um disco de cerâmica na areia.

Comentários do paciente

Usei essas miniaturas e coisas de forma abstrata. Nada está em seu contexto normal. Nem sei qual é o significado da maior parte disso.

A coisa toda é um templo do que é. A lua crescente é um altar. É o altar do que é, e o que é não é o que parece ser. Tudo é inexprimível e difícil de compreender.

Observações

Durante o período em que ficou ausente, o paciente tinha se debatido com itens importantes do seu relacionamento individual com a realidade concreta, isto é, a realização no coletivo, conforme prescrito pelo pai, *versus* sua própria resistência ideológica e emocional a ela; sua identificação com o intelecto *versus* seus poderosos sentimentos e instintos inatos. Ele enfrentava sua necessidade de perfeição, a qual, devido à sua rígida criação, estimulava suas tendências obsessivas compulsivas e seu medo de assumir compromissos.

A semelhança entre esse cenário e o que fez antes de partir, indica que ainda enfrentava os mesmos conflitos.

O fato de deslocar tudo para o lado direito da caixa-de-areia e o uso arbitrário, destituído de sentido, dos objetos, refletiam seu crescente desconforto com os esforços mal-sucedidos para manipular a realidade para que ela se adequasse às suas concepções confusas. No entanto, esse estresse deve ter surgido da consciência de que chegava a um ponto sem retorno; isto é, que embora não soubesse qual seria a nova orientação, já não podia continuar com a antiga, mesmo sem saber quais seriam as possíveis conseqüências dessa mudança.

As indicações promissoras eram de que, embora estivesse afastado e sem apoio externo (houvera alguma regressão nos seus hábitos de trabalho), ele não fumava mais maconha durante o horário do expediente e tinha reduzido o hábito de fumar em geral, conseguindo um nível razoável de produtividade. Da mesma forma, foi também capaz de se envolver emocionalmente de uma forma mais livre com a namorada, que passava os fins de semana com ele. Não mais se submetia a ela como uma autoridade em matéria de sentimentos e relacionamento e tentava não se esquivar quando havia um desentendimento. Foi também capaz de revelar mais amplamente sua vulnerabilidade para com ela.

Esse cenário continha vários aspectos interessantes. A clareira, no terço inferior esquerdo do cenário, a área mais associada com o inconsciente, deixa lugar para algo novo ocorrer.

As ferramentas de modelagem de cerâmica representam o trabalho com o princípio terra, com a realidade e com os instintos.

O chinês com a cabeça enterrada na areia está colocado na frente do altar aprumado em forma de lua crescente, o que sugere uma lua crescente feminina. De fato, o macho aprumado fica diminuto perto dessa forma feminina. Aqui, é preciso notar que o menino de pé no cenário anterior e o homem deste cenário são asiáticos, o que pode indicar o desaparecimento da identificação puramente intelectual do paciente com as filosofias asiáticas e com a busca do nirvana.

É interessante perceber que há uma ponte — virtualmente, o único objeto usado em seu contexto normal — entre o altar crescente e a pedra plana. A forma da pedra sugere uma plataforma, um potencial para uma nova postura. A implicação é que o valor e a presença feminina dentro dele podem permitir uma transição para uma postura mais estruturada.

A casa feita pelo homem está virada. Talvez possa surgir um novo abrigo orgânico.

O disco com aparência de mandala, perto do centro do cenário, sugere um potencial para a centralização.

No entanto, a característica mais marcante do cenário é a queda do primitivo deus fálico macho, que sugere a solução potencial de seu complexo paterno e o fim da identificação patriarcal. Em termos arquetípicos, aponta para a morte do "velho-rei", o sacrifício do antigo valor supremo, que abre caminho para o novo e, de fato, o deus fálico prostrado está diante da lua crescente feminina. Quando surge a lua, o velho rei morre.

Nos cinco meses que se seguiram, o paciente não quis fazer nenhum cenário. Nenhuma ligação interpretativa foi feita entre o deus fálico prostrado e o pai arquetípico ou pessoal, já que isso teria atrapalhado o processo inconsciente autônomo. No entanto, ele parecia saber instintivamente que precisava de uma compreensão maior e consolidação consciente do que lhe estava ocorrendo.

Durante o período subseqüente, foi capaz de vivenciar os sentimentos de ira contra o pai e de resolver seu complexo paterno em grande parte, conforme indicou o cenário 5. Foi mais capaz de aceitar uma auto-imagem menos do que perfeita e de lidar com o pai de uma nova maneira. Cerca de três meses após o último cenário, sonhou que estava chorando, enquanto seu pai jazia nos seus braços, havendo uma reconciliação entre eles. Nessa época, foi capaz de dizer: "Uma vida devotada à mente nos leva cedo demais às abstrações".

Num certo momento desse período, teve um sonho em que via a namorada na cama com outro homem, sentindo-se desamparado e paralisado por medo de perdê-la. De fato, sua namorada tinha ameaçado largá-lo várias vezes, ainda insistindo em que ele não estava "satisfazendo suas necessidades emocionais". Após esse sonho, foi capaz de sentir mais nitidamente seu próprio sofrimento no relacionamento e permitiu-se zangar com ela. Começou a ver a sombra dela e a sentir que ela estava "auto-absorvida" e, basicamente, incapaz de ouvir ou reagir às suas necessidades recém-encontradas e vivenciadas, bem como à sua vulnerabilidade.

Começou a escrever poemas com freqüência. Num poema dedicado a ela, escreveu: "Se o que sou não é suficiente para você, então não sou suficiente e não tentarei ser suficiente".

Apesar da retirada de suas projeções e das dificuldades no relacionamento, começou a sentir que haveria uma melhor chance de acertar as coisas se eles assumissem um compromisso.

Embora tivesse largado a maconha, com raras escapadas, e seus padrões de trabalho tivessem se estabilizado, ele chegou à conclusão de que realmente não gostava de seu serviço nem de morar na cidade. Falou sobre isso com a namorada e disse que gostaria de achar um outro tipo de trabalho dentro do seu ramo e se mudar para o oeste dos Estados Unidos, que ambos adoravam. Ele a pediu em casamento e que fosse com ele. A princípio, ela concordou. Ele se esforçou muito, mas, quando de fato encontrou o tal emprego, ela foi incapaz de assumir o compromisso que tanto havia almejado.

Iniciou-se o que viria a ser um arrastado e penoso esforço para salvar o relacionamento, com vários episódios de rompimento e reconciliação. Ele passou por uma profunda angústia e derramou muitas lágrimas. O pior passou quando pôde dizer: "Dor não mata".

Mesmo assim, aceitou o novo emprego e em três meses tentou resolver os problemas do casal antes da partida. Ele recomeçou espontaneamente a fazer cenários na areia, quase que um cenário a cada sessão. A partir desse momento, à medida que tentava se definir no relacionamento conturbado, tornou-se cada vez mais evidente nos cenários na areia o surgimento e a diferenciação da sua própria natureza feminina, bem como uma nova espiritualidade relacionada com os instintos.

6. APARECE O PRECURSOR DO EGO NASCENTE

CENÁRIO 6

Descrição

Esse cenário é dividido em duas grandes massas de terra, ligadas no centro por uma grande pedra plana que serve de plataforma ou de ponte entre elas.

Sobre a pedra há um anão azul tocando um tambor. Na frente do anão há uma pedra preta. À esquerda da pedra, uma ponte, que serve de escada que alcança a água, localizada embaixo.

No quadrante inferior direito, abaixo da pedra, vê-se um elefante estilizado em alumínio, que o paciente chamou de elefante "prateado". Na água, no quadrante inferior direito, um outro anão azul numa canoa.

No quadrante superior direito está o mesmo disco que apareceu no centro do cenário anterior. Acima dele, apenas visível, mas bem no quadrante da margem direita, há um outro elefante "prateado". Acima, ligeiramente à esquerda, ainda no quadrante superior direito, pode-se apenas discernir algo que está brotando do monte de areia: um ovo de madeira enterrado.

Na parte central superior há um pequeno anel de pedra brilhante na água. Para a esquerda, no quadrante superior esquerdo, há três pedras, duas delas semipreciosas.

Na borda esquerda do cenário há um pedaço de pedra brilhante com formato de um ponto de interrogação.

Abaixo, no quadrante inferior esquerdo, há uma plataforma que liga o quadrante inferior da caixa e nela há um golfinho (não visível na foto). Para a direita, no quadrante inferior esquerdo, há uma lâmpada de óleo sobre a areia e uma cúpula em forma de cone, deitada de lado, e um outro pedaço de pedra brilhante, na forma de um ponto de interrogação.

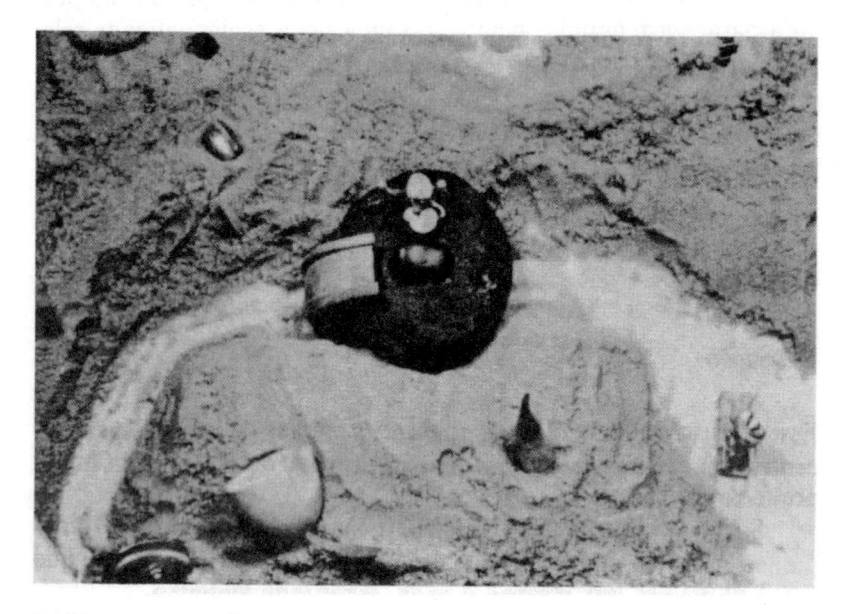

6. Sim para a origem.

Comentários do paciente

Para o paciente, o cenário se assemelhava à cena religiosa de Stonehenge[11] em *2001, uma odisséia no espaço*, filme que transmitia para ele algo verdadeiro. Dizia sim às origens, à fonte das coisas. As pedras e os objetos eram parte de Stonehenge.

Disse que, no quadrante inferior direito, o anão azul de pé na balsa sem leme estava desnorteado e assustado, e não sabia para onde ia ou "o que estava ocorrendo"; ia ao sabor da maré. O anão com o tambor era um agente de uma força sinistra, que ele não com-

---

11. Famoso templo solar primitivo, em formato circular, localizado no sul da Inglaterra. (N.T.)

preendia, mas era também o arauto de algo novo. A pedra preta tinha poderes mágicos.

A ponte em pé sobre as águas era um meio de descer até a água. O paciente disse que gostava de água e que geralmente se sentia seguro dentro dela.

O golfinho na plataforma era parte do cenário, mas algo remoto, porque trazia uma perspectiva diferente, a condição de observador. O paciente disse que era importante que essa figura não fosse a de um ser humano; deveria ser um símbolo de compreensão e perspectiva distanciada, que não podiam ser encarnadas numa figura humana.

A plataforma redonda, no quadrante superior direito, era um círculo religioso servindo como outra ponte, mas não sabia para onde.

Os elefantes representavam a força vital elemental.

Sobre o ovo enterrado no quadrante superior direito, disse: "Algo está nascendo. Algo tem que ser descoberto e desvendado".

Observações

Nesse cenário, novos desenvolvimentos ocorreram após a "queda do velho rei".

No quadrante inferior esquerdo, que foi propositalmente esvaziado no cenário anterior (o de número 5), agora encontramos uma lâmpada a óleo, uma potencialidade para uma nova iluminação ou consciência. Naquele mesmo quadrante, há um golfinho que contempla o cenário.

O golfinho implica uma inteligência observadora, instintiva e orientadora de diversão, rapidez e lealdade. Animal de transição, um mamífero adaptado à vida na água, muito inteligente e com uma língua primitiva. É uma alegoria de salvação, aparecendo em mitos e lendas como um salvador de marinheiros e crianças, orientando-os ou carregando-os. É o corcel dos deuses, deusas e homens: Poseidon, Ino, Leto, Thetis e, especialmente, Eros, o deus do amor e do relacionamento. É consagrado à deusa da lua.

O golfinho representa provavelmente a concessão da capacidade de inteligência a um instinto. A sua posição elevada também sugere a concessão de posição e objetividade ao instinto. Está em cena, mas ainda na periferia.

O elefante solitário de um cenário anterior (3) agora tem um companheiro. De todos os grandes animais, o elefante é o único capaz de colocar sua força e energia a serviço da criatividade humana. É um instinto que permite ser guiado. Como o golfinho, é a montaria de divindades e reis.

Várias características do elefante indicam o estado psicológico do paciente. É um animal de manada, socializado, e especialmente "compromissado". A manada irá proteger seus feridos e moribundos e se esforçará para libertar membros que caíram em armadilhas. As elefantas atuam como parteiras e ficarão com a mãe até que o filhote possa se juntar à manada. A manada é liderada por uma elefanta experiente (*Larousse*, p. 581).

Os pontos de interrogação de vidro refletem uma atitude aberta, de questionamento, em oposição às certezas anteriores, estanques.

O ovo parcialmente enterrado aponta para a possibilidade de nascimento de um novo ponto de vista.

A plataforma de pedra, agora ampliada e no centro, sugere um processo de coagulação-centralização apenas indicado no último cenário. As massas de terra superior e inferior estão ligadas, talvez uma ligação potencial das duas partes da realidade, o masculino e o feminino.

A plataforma é de pedra natural. Diz-se que muitas divindades primitivas nasceram da pedra. Cristo era a pedra sobre a qual os ímpios iriam cair (Lucas, 20, 18) e a pedra fundamental rejeitada pelo construtor.

A pedra preta na plataforma sugere o "todo" da matéria inicial alquímica ou, possivelmente, a pedra filosofal que tinha poder mágico ou energia transformadora.

Tudo que foi exposto acima sugere uma possível constelação do *Self*.

Os anões azuis sugerem os cabiros, os milagreiros mágicos da grande deusa, seus aspectos fálicos criativos. Dos cabiros, disse Jung: "Na forma de dáctilos, são também os deuses da invenção, pequenos e aparentemente insignificantes, como os impulsos do inconsciente, mas dotados do mesmo poder" (*Collected Works*, vol. 12, p. 157, par. 203). Os anões apontam para a ativação criativa do inconsciente feminino-matriarcal, agora que a atitude do "velho rei" caiu.

O anão azul na plataforma central de ligação, que o paciente descreveu tanto como "um agente de uma força sinistra" e "um arauto de algo novo", pode representar os elementos positivos recém-ativados da sombra, ou seja, a sua nova capacidade de sentir e expressar raiva e manter seu ponto de vista, que é o que se faz numa plataforma. A nova capacidade de tomar posse dos sentimentos negativos, de "bater o seu próprio tambor", realmente lhe permitia se vincular e se relacionar de uma nova maneira com as pessoas importantes na sua vida, incluindo o pai, a namorada, o chefe e, pela primeira vez, a mãe.

O anão azul na balsa que está ao sabor da correnteza é o precursor de um novo ego. A miniatura tornará a aparecer em vários cenários posteriores.

A ponte que desce à água, juntamente com a plataforma de pedra, formam uma estrutura em forma de caverna que pode abrigar a balsa errante e talvez ponha um fim às divagações sem foco do paciente. Embora seja verdade que o barco está à deriva e sem um ego para dirigi-lo, há uma sensação de água se movendo e uma maré que leva a balsa para um abrigo seguro.

Referindo-se aos anões, Jung comenta:

> Estão em grotesco contraste com os deuses celestes e fazem troça deles. Originários da escuridão, estão sempre empenhados em subir das profundezas para as alturas e, portanto, são encontrados tanto abaixo como acima... são, obviamente, um conteúdo inconsciente se esforçando para chegar à luz... o que chamei em outro lugar de "o tesouro difícil de alcançar" (*Collected Works*, vol. 12, p. 158, par. 204).

Quando se pensa nesses anões azuis no contexto do parágrafo acima, somados ao surgimento do ovo misterioso, é possível considerá-los elementos coaguladores de um *Self* ativado, recentemente constelado.

7. CENTRALIZAÇÃO:
um protótipo da integração dos itens relevantes

CENÁRIO 7

Descrição

Uma montanha no centro. No centro da montanha, uma cratera, e dentro dela, um ovo verde descoberto. A partir do topo da montanha e caminhando no sentido horário: um mexicano dormindo na beira da cratera; abaixo, no lado externo da montanha, há um monge chinês numa reentrância. À direita, um cavaleiro negro com um capacete vermelho e uma espada na mão tenta golpear um sapo verde. Ainda no sentido horário, no lado direito da montanha, temos um menino negro, um espantalho voltado para fora e, abaixo dele, um homem de joelhos.

Prosseguindo no mesmo sentido, temos um monge com hábito vermelho; acima dele, uma criança deitada numa alcova.

À esquerda, na beira da cratera, um diabo olha um ovo e, atrás do diabo, há um anjo. Abaixo do anjo, à esquerda, vê-se um moedor de café.

Mais adiante (no lado esquerdo da montanha), numa reentrância, estão os três macaquinhos "Não fale, não veja e não ouça o Mal".

Na direção do círculo completo, abaixo do mexicano adormecido, estão um camundongo e uma caveira.

No quadrante superior direito da caixa-de-areia estão duas grandes pedras, através das quais vem um pequeno viajante numa diminuta jangada.

No quadrante inferior esquerdo, dois pequenos camponeses trabalham na terra.

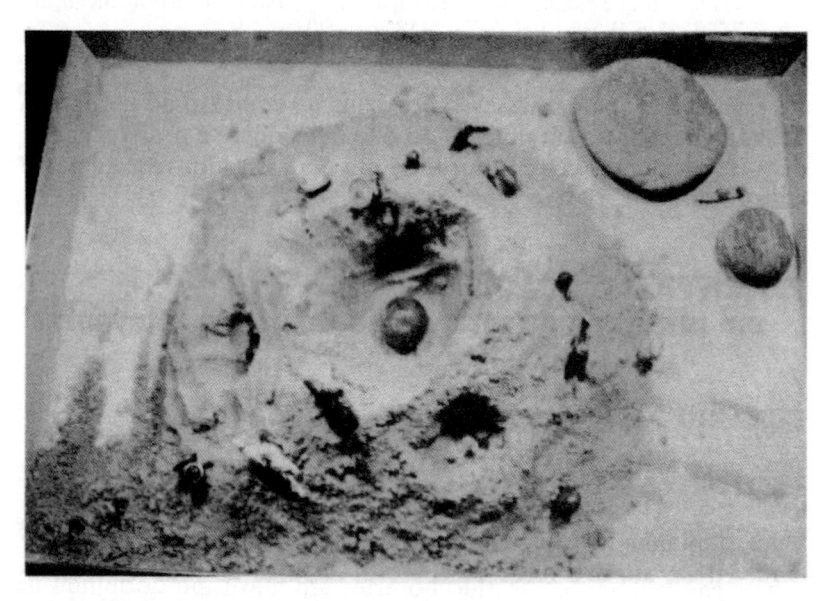

7. A busca do Santo Graal.

Comentários do paciente

Este cenário é sobre a busca do Santo Graal, que é o ovo. O monge vermelho, à direita, está muito sério e determinado, mas está se aproximando frontalmente e é provável que esta não seja a maneira correta. Terá uma longa e árdua subida.

O mexicano está muito perto disso, mas não está realmente tentando.

O homem ajoelhado à direita é humilde e irá seguir um caminho em volta do sopé da montanha, subindo em espiral. Embora esteja aparentemente se afastando, ele está caminhando em direção a ele.

O bebê no buraco é a inocência. Tem sua própria proximidade com o Graal, mas ainda está separado dele. Com experiência, poderá chegar até ele.

O menino negro viaja de carona. Não chegará ao destino. Não está confiando no seu próprio poder.

O diabo está ali, mas não pode entrar.

Os macacos foram até o máximo possível.

O cavaleiro negro ergue barreiras, de modo a poder lutar através delas. Um sapo é um obstáculo absurdo para se matar.

A caveira é o sinal da nossa mortalidade. Ri de nossas dificuldades.

O monge budista chinês, sentado na reentrância traseira que dá para o oceano, é um enganador.

O espantalho está aí para afastar aqueles facilmente desencorajáveis.

O barqueiro que vem do quadrante superior direito está por demais preocupado com a realidade física para se concentrar no Graal. Ele pode estar tomando o caminho mais curto de todos. O mesmo ocorre com os camponeses.

O anjo é lindo demais para ser real.

O que todos estão procurando não será o fim, mas apenas o começo!

Observações

Aqui, com a montanha, temos a centralização que estava prevista pelo disco no cenário 5 e a plataforma de pedra, no cenário 6. Há reunião e integração potencial de vários ítens relevantes nesse processo, uma espécie de relatório resumido do processo. O ovo verde (fértil), se revela na sua plenitude, embora não esteja facilmente acessível na sólida montanha.

O camundongo representaria a tendência remanescente do paciente a uma desgastante e obsessiva compulsividade.

Os seus comentários sobre a caveira indicariam uma consciência existencial da mortalidade, da limitação da vida física humana e uma crescente aceitação das limitações da realidade espaço-temporal.

O mexicano adormecido representa a tendência à passividade do próprio paciente.

Seus comentários sobre os três macacos entalados e estagnados apontam, talvez, para o fato de ter ultrapassado o estado anterior de inconsciência. E é possível que a tendência "paranóica" tenha sido dominada.

O cavaleiro negro reflete a rigidez agressiva remanescente, que destruiria o poder transformador do sapo verde.

O monge que contempla o mar representa o que sobra das suas infladas ambições nirvânicas. Os seus comentários indicam o reconhecimento da falta de autenticidade dessas ambições. O homem ajoelhado, na posição tradicional de penitente, na base da montanha, talvez indique o fim de suas idéias de grandiosidade, assim como seu desejo genuíno e disposição para lutar por um significado espiritual.

O menino negro que viaja de carona é o símbolo da tendência da sua sombra, para encontrar um caminho fácil.

O bebê vivo e inocente é, num certo sentido, uma ressurreição da criança que se afogou no segundo cenário. Como tal, representa uma potencialidade para uma nova consciência espiritual redentora, embora ainda não haja uma real concepção do Graal.

O diabo, o adversário escuro de Deus, representaria a dúvida intelectual sobre o que o paciente estava vivenciando e também sua sombra de poder, o desejo de poder do ego, para o qual o Graal realmente seria inacessível.

Seus comentários sobre o anjo idealizado podem também aludir à sua imagem mais realista do feminino. A esta altura, ele está vendo tanto a namorada como a mãe, numa visão mais tridimensional, que inclui sombra e luz.

Os camponeses que trabalham no quadrante inferior esquerdo (uma área que representa os instintos e o inconsciente), lentamente lavram a terra, inconscientes do significado da cena à sua volta. Do quadrante oposto (área do intelecto e da consciência), vem um pequeno viajante, também absorvido na sua atividade, possivelmente representando uma nova consciência. De fato, o paciente estava começando a sentir que apenas na sua luta com a realidade cotidiana e com sua escuridão interior é que poderia ter esperanças de ser tocado pelo transpessoal.

Os conteúdos de ambos os quadrantes representam a crescente capacidade do paciente para funcionar produtivamente, dentro da realidade tangível e do tempo linear.

Deve-se fazer mais uma observação. Visto de uma outra perspectiva, pode-se ver essa montanha como uma cabeça ou, talvez, como a cabeça de uma coruja, sendo as duas reentrâncias os olhos. Desse ponto de vista, o ovo verde está no lugar do cérebro. Talvez um novo cérebro esteja em formação, como uma nova maneira de pensar e um novo caminho para o espírito. Talvez não seja nenhuma coincidência que agora, no centro, esteja o ovo, chamado de Santo Graal, ou seja, o recipiente feminino quintessencial do espírito. O símbolo do Graal está numa montanha central, acessível a partir de direções opostas, da terra e do mar.

Um dia ou dois após fazer esse cenário, o paciente, que agora se relacionava de maneira mais direta e aberta com a namorada, foi capaz de estabelecer e definir a sua necessidade de isolamento e de tempo para si, o que não tinha conseguido fazer até então. Não estava mais disposto a aceitar a autoridade da namorada nem tentar se relacionar exclusivamente sob as condições dela. A luta deles continuou.

8. SOLUÇÃO DA INFLAÇÃO PARANÓICA

CENÁRIO 8

Descrição

No centro desse cenário há um moinho de vento e, ao lado dele, uma pedra.

No quadrante inferior esquerdo há arbustos e pinhas, através dos quais surge um leão.

No quadrante superior esquerdo, há pequenas bolotas e um cartaz com o nome e o endereço de alguém. Há três fileiras de flores cultivadas, no meio das quais há um camundongo.

Na parte superior central há um avião acidentado e um homem gordo agitando os braços, de frente para o avião.

À direita, há uma massa de água, com algumas árvores e arbustos em volta, e uma estrela de cinco pontas no centro. Acima da estrela de cinco pontas, um crocodilo está emergindo da água. Na margem oposta, mais para baixo, do lado direito, há um pelicano e uma cegonha.

Um canal ou ribeirão flui da massa de água. De ambos os lados do canal, há um morro; do lado esquerdo, há um moinho de vento e, no morro à direita, alguns arbustos. Uma ponte cruza o canal, ligando os dois lados. Abaixo há uma pedra plana, novamente sugerindo uma plataforma.

No quadrante inferior direito, não discernível de forma clara no cenário, está o edifício Empire State.

É um absurdo o leão caçar o camundongo. O jato acidentado está semi-enterrado na areia. É a antitecnologia se impondo. O homem gordo está vociferando contra o nada. Não há ninguém para escutar. Ele é um louco e está gritando que a tecnologia destruiu a natureza. É um demente que acha que vai liderar uma cruzada para arrasar tudo que o homem criou. Aos seus olhos, nada do que o homem criou merece continuar. Está obcecado.

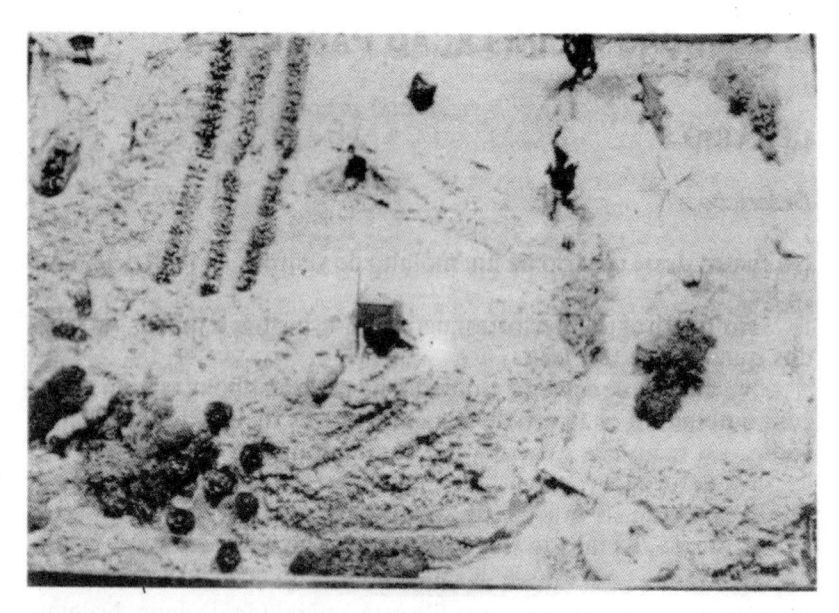

8. O gordo enlouquecido.

O paciente ficou quieto por um momento e depois disse, numa voz bem calma: "Fui extremamente rígido e hipócrita. Externamente, fingia ser razoável, mas interiormente não era. Fui radical em muitas coisas. Pensei que podia fazer de tudo, que iria liderar o mundo numa cruzada para longe dos seus problemas. Começaria por este país, entrando na política, e depois salvaria o mundo. O gordo enlouquecido e vociferante é o que eu era.

O avião acidentado, o homem enlouquecido, os comentários do paciente sobre eles e, mais importante ainda, a revelação das suas mais grandiosas ambições e o reconhecimento da sua qualidade ilusória indicam a solução da inflação paranóica-megalomaníaca e dos remanescentes do complexo paterno.

O moinho de vento, no centro do cenário, uma forma humana mais natural de transformar energia, dirige a selvagem energia masculina do vento (espírito) para moer o milho (terra) de modo que possa ser ingerido e integrado. O moinho de vento pode ser visto, portanto, como um símbolo da união dos opostos, dos elementos masculino e feminino.

O moinho de vento pode ser a nova resposta ao avião acidentado, ou talvez resulte da transformação da atitude inflada e paranóica.

O fato de o paciente ser capaz de chamar de absurdo a caça do camundongo pelo leão, o rei dos animais, é uma outra indicação de uma postura mais realista, já que, nesse caso, o paciente não se identifica nem com o leão (o agressor macho) nem com o camundongo (a vítima).

Por outro lado, não se pode deixar de pensar que há algo de positivo no animal selvagem, com a sua energia primitiva, que caça e talvez elimina o animal inoportuno, símbolo provável do padrão obsessivo-compulsivo do paciente.

O surgimento de diferenciação entre o masculino e o feminino está sugerido nesse cenário pela dominação, do lado esquerdo do cenário, pelo leão e a característica quase que totalmente feminina do lado direito.

À direita, a massa de água tem uma notável semelhança com o útero e o canal de nascimento ou com a cabeça e o pescoço tendo um seio de cada lado.

Na margem superior, um crocodilo emerge da água, símbolo da mãe devoradora de sangue frio. É também um animal transicional: os seus *habitats* naturais são a terra e a água.

Na margem oposta há um pelicano, o oposto do crocodilo, já que é um símbolo da mãe nutriente arquetípica. De acordo com a lenda, alimenta os filhotes com seu próprio sangue, ferindo o peito com o bico (*Dictionary of Symbols*, p. 240). O aparecimento do pelicano aqui indica a cura em potencial da imagem materna. Jung se refere ao fato de o pelicano alimentar os filhotes com o próprio sangue como uma alegoria de Cristo (*Collected Works*, vol. 12, fig. 189, p. 184).

Entre os aspectos opostos da mãe, está uma estrela de cinco pontas. Jung destaca que a estrela de cinco pontas simboliza o homem material, tangível (*Collected Works*, vol. 9, Parte I, p. 373, par. 680).

O número 5 também representa a quintessência, a qual Jung descreveu num outro lugar como "o equivalente do éter, a substância mais fina e sutil" (*Collected Works*, vol. 14, p. 322, par. 450). Paracelso chamou a quinta essência de espírito da verdade, dizendo que era incompreensível sem a inspiração do Espírito Santo (*Collected Works*, vol. 13, p. 130, par. 166).

Assim, a implicação aqui é que, talvez, para esse paciente, a reconciliação entre os aspectos devoradores e nutrientes do feminino irá necessitar tanto da esfera material como da espiritual.

Finalmente, a ponte liga a área onde está o edifício Empire State, símbolo das realizações intelectuais e tecnológicas do homem, ao moinho natural, símbolo da ligação harmoniosa do homem com a natureza.

Se olharmos diagonalmente, do quadrante inferior direito, passando pelo centro, até o quadrante superior esquerdo, vemos uma linha reta ligando o edifício Empire State (a matéria), o moinho de vento (o espírito) e a placa com o nome e endereço do dono, sugerindo o surgimento de uma identidade do ego definida e de uma estrutura na qual ele vive.

O paciente estava agora escrevendo poesia regularmente. O seu esforço para se relacionar com a namorada e, ao mesmo tempo, manter a sua própria posição, está expresso nas seguintes linhas de um poema:

> *É tão mais fácil amar*
> *Quando você não me pede,*
> *Exigir é roubar*
> *O prazer daquele que dá*

9. DIFERENCIAÇÃO DOS ELEMENTOS MASCULINO E FEMININO NA PERSONALIDADE

CENÁRIO 9

Descrição

Aqui a diferenciação e ligação entre o masculino e o feminino aparece mais claramente. No centro, um sistema de terraplenagem, canais de água e pedras, que o paciente chamou de cenário misterioso, separa dois lados com morros.

O lado esquerdo está agora quase que inteiramente dedicado aos símbolos femininos. O lado direito é masculino. Ambos os lados são dominados por grandes espelhos circulares, um de frente para o outro. Atrás dos espelhos há grandes pedras fixando um barbante vermelho, que corta horizontalmente o cenário. No centro do barbante, um diabo está pendurado e domina todo o cenário.

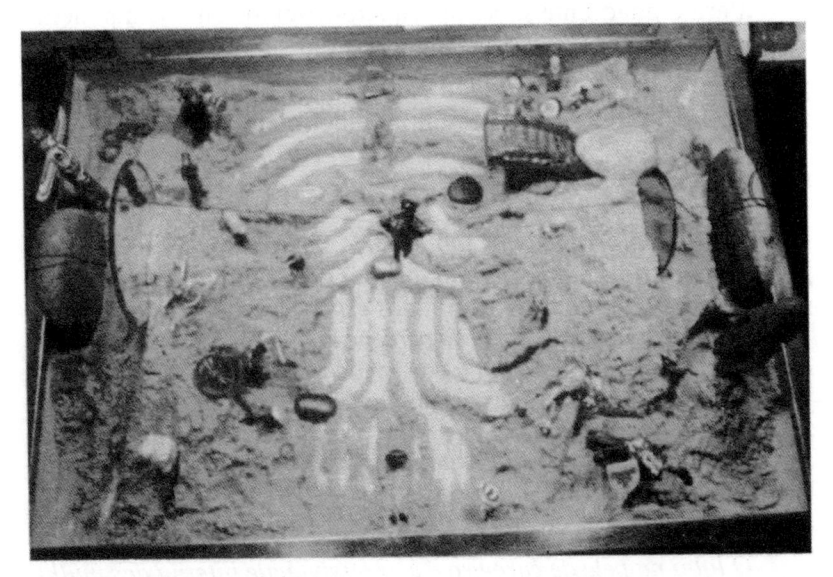

9. Um cenário misterioso.

No lado direito masculino, de cima para baixo, está um homem careca com jeito de professor. Logo abaixo dele, Evel Knievel, numa motocicleta, caiu de uma catapulta. Perto, há um cruzado com espada na mão. Na ponta direita, acima da pedra, está um elefante "prateado". Perto da água, de costas para o espelho, há um monge chinês em meditação. Abaixo da pedra, ergue-se mais uma vez o deus fálico primitivo; um soldado com uma bazuca está na sua frente. Abaixo dele, um cavaleiro com a lança em riste cavalga um cavalo negro. Por perto, há um riquixá tombado, com um passageiro dentro; um homem com dois revólveres está de frente para a outra montanha.

Na parte inferior do cenário, mais perto da água, o anão azul olha para o outro lado.

À esquerda, objetos femininos equilibram mais ou menos os do lado masculino.

No quadrante inferior esquerdo, há uma miniatura branca de Kwan Yin (deusa da misericórdia).[12] Logo acima, há um riquixá tombado, com o passageiro dentro. Logo abaixo da pedra levantada à direita, está um elefante "prateado", para equilibrar com o que está do lado direito. Um anjo se ajoelha de frente para o espelho. Uma bailarina com vestes vermelhas, bem perto da água, deste lado, está de frente para o anão azul. Atrás dela, há um lobo coberto por um carneiro.

Para o quadrante superior esquerdo, vemos duas camponesas. Na ponta esquerda mais afastada, há várias serpentes grandes, num poço. Atrás do espelho, no lado esquerdo, e equilibrando o deus fálico, do lado direito, ergue-se um grande totem.

Comentários do paciente

Entre os dois morros temos um cenário misterioso. Os morros representam os dois lados daquilo que é. O lado direito é masculino, o esquerdo é feminino. Os dois lados estão tentando se aproximar.

O diabo no centro é parte da percepção que cada lado tem do outro. Os dois espelhos refletem a percepção que um tem do outro. Talvez os espelhos representem as rígidas maneiras de pensar dos dois lados.

Há totens opostos. O deus-pai à direita e o totem à esquerda.

As cobras (no quadrante superior esquerdo) são os perigos ocultos no lado das mulheres.

Os elefantes "prateados" são a força vital elemental de ambos os lados.

O lobo na pele de carneiro é a agressividade interna das mulheres, que dá origem ao medo dos homens pelo que há por debaixo.

Os riquixás estão tombados porque neles havia pessoas que queriam uma viagem fácil, que queriam usar a força dos outros para chegar a algum lugar.

A mulher chinesa (Kwain Yin) é a piedosa contraparte feminina do monge budista em prece, que está no outro lado.

O anjo ajoelhado é uma sereia regenerada.

O professor careca está dando uma aula sobre as características das mulheres. Ninguém está escutando.

O anão azul está atordoado e assustado. Mas é o que está mais perto de chegar a algum lugar. Ele é receptivo, em vez de estar pronto para a batalha.

---

12. Também conhecido pelo nome sânscrito de Avalokitesvara ("Aquele Que Vela o Mundo") ou Kannon, em japonês. No budismo maaiana, é o Bodhisatva (divindade) da Compaixão. Muitas das suas representações têm rosto com traços femininos, indicativos da sua condição supra-sexual, ou seja, além da dualidade. (N.T.)

A bailarina está concentrada na sua arte, naquilo que está fazendo. Ela é a mais feminina e a mais avançada de todos.

Observações

Não é difícil perceber a sugestão de uma imagem de Zeus no "misterioso cenário" no centro. Tem um certo aspecto irado, o que é de se esperar, já que é formado onde a água e a terra se encontram, onde a terra surge da água: num nível muito primitivo da psique. (Caso se aceite a tese de que o pai devorador do paciente era um Cronos dos tempos modernos, então, o aparecimento de Zeus no cenário na areia é bem surpreendente, já que Zeus era filho de Cronos. Deve-se lembrar que o paciente nada sabia sobre a amplificação de Cronos. De fato, o paciente não percebeu a imagem de Zeus, até que o fato lhe foi revelado na exibição de *slides*, numa data posterior.)

Parece ser o surgimento do espírito masculino, vindo das profundezas matriarcais instintivas inatas da psique do paciente. Em termos psicológicos, aponta para uma coagulação inicial do nível patriarcal de desenvolvimento, à medida que o novo ego rudimentar (o anão azul) está emergindo, conforme postulado por Neumann.

Uma outra característica do cenário é o esforço do paciente para equilibrar os dois lados: os totens dos dois lados, os elefantes "prateados" dos dois lados, os riquixás tombados, a bailarina e o anão azul, os espelhos e as rochas equilibrando-se mutuamente, o barbante vermelho que liga as duas partes. (O paciente tinha à sua disposição barbantes de diferentes cores: escolheu propositadamente o vermelho.)

Os diferentes aspectos dos dois sexos, conforme ilustrado nesse cenário, indicam a crescente complexidade e riqueza das percepções do paciente relativas ao masculino e feminino e dos seus esforços para integrá-los.

Quanto ao anjo que havia sido uma sereia, as sereias mitológicas cantavam docemente para atrair os marinheiros para a morte; psicologicamente, corresponde a ficar perdido ou preso no inconsciente. Os anjos eram forças ou poderes que subiam e desciam do mundo do espírito para o mundo fenomênico. Geralmente, acreditava-se que transmitiam uma mensagen ou inspiração divina.

Temos aqui, portanto: algum sinal de transformação do feminino e/ou inconsciente, de um aspecto ameaçador para um aspecto útil; do demoníaco para o divino.

A caracterização da bailarina como a mais avançada entre todos indica um progresso no desenvolvimento da própria *anima* e sua crescente capacidade de existir numa dimensão espacial-temporal. Na crença hindu, a dança de Shiva criou simbolicamente a união do espaço e do tempo, resultando na criação do mundo fenomênico. A dança é uma forma de criação e encarnação da energia, uma forma antiga de magia e transformação. Especificamente, é um meio físico e dinâmico de estimular, organizar e expressar emoção. E, na verdade, o paciente era agora capaz de expressar os seus sentimentos mais clara e diretamente.

O significado do diabo pode ser bem complexo. A caracterização do diabo como projeção dos dois lados implica o reconhecimento, por parte do paciente, de que tinha uma sombra para projetar.

O fato de o diabo estar pendurado entre o masculino e o feminino pode ser alguma precognição da possibilidade de o relacionamento com a namorada não dar certo.

O diabo poderia representar a provação emocional pela qual estava passando, à medida que adquiria consciência das projeções mutuamente destrutivas no relacionamento e da sua crescente estupefação e dor.

O diabo pode também ter representado o seu próprio lado escuro, que estava se manifestando abertamente, indicando o fim da sua identificação com a bondade e o *"noblesse oblige"*. Posteriormente, expressou sua fúria e frustração e forçou o rompimento do relacionamento com a namorada.

Embora muito triste, suportou bem o rompimento. Continuou a trabalhar produtivamente e ia visitar os amigos.

Permanece a questão dos dois espelhos. Por que dois? Será que era uma tentativa de diferenciar a consciência masculina da feminina, ou os dois espelhos representavam a sua tendência para ideação paranóica obsessiva?

Dois espelhos permitem que uma pessoa se veja por trás, isto é, veja a própria sombra. Podiam representar um impulso em direção a uma maior consciência ou um olhar obsessivo por cima do ombro. Espelhos duplos sugerem uma tentativa de ver o infinito, mas um infinito ilusório, pois dois espelhos de frente um para o outro simplesmente se refletem. A questão aqui permanece em aberto.

10. MOVIMENTO EM DIREÇÃO À INTEGRAÇÃO DOS ELEMENTOS MASCULINO E FEMININO

CENÁRIO 10

Descrição

Aqui temos, novamente, uma divisão masculino-feminino. Duas montanhas estão separadas por uma estreita massa de água; o lado esquerdo contém símbolos femininos, o lado direito, símbolos masculinos. Uma ponte vai até a metade do vão que as separa.

No topo da montanha, à esquerda, está uma miniatura de troféu, chamada de cálice pelo paciente. Dentro dele, o paciente colocou uma pequena pedra preciosa vermelha. Na frente da taça estão uma joaninha e uma pedra azul polida envolta por barbante vermelho. Atrás da montanha, dois camponeses trabalham a terra. Algumas pinhas, vidro e musgo estão espalhados. Na base, perto da água, há um mensageiro voltado para o outro lado.

À direita da montanha há uma praia com vidro, um abutre numa árvore e dois cavaleiros em combate.

No topo da montanha há um grande espelho. O professor que estava expondo sobre as qualidades das mulheres no cenário anterior (9) está agora diante do espelho, de cabeça para baixo e enfiada na areia.

Um soldado com uma arma está diante do espelho. Atrás do espelho, há uma caveira.

Na base da montanha, perto da água, há um anão azul. Logo antes dele está um "*torii*", o que normalmente serviria como uma entrada a um templo xintoísta no Japão. Na sua frente há um cartaz com algum ideograma asiático.

No quadrante superior direito, está um mexicano flutuando na água e, à sua volta, três golfinhos.

O barbante vermelho enrolado na pedra, no quadrante superior esquerdo, se estende diagonalmente através da caixa-de-areia e está amarrado do lado de *fora*, no quadrante inferior direito, a um pequeno mandril (foto 10a).

Comentários do paciente

O lado esquerdo é um local procurado. O cálice é realmente a meta. Pode parecer como um pico, mas, na verdade, é apenas o começo. Contém um ovo ou pedra preciosa, que seria a próxima etapa.

O mandril que sobe pelo lado de fora, à direita, está segurando o barbante e subindo por ele. É a corda que une tudo. O mandril tem a rota mais comprida e mais difícil de percorrer, mas está na linha mais direta.

Na montanha, à direita, os homens estão procurando, mas a cruzada não leva a lugar nenhum.

O espelho reflete luz para a outra montanha, de modo que se pode ver do lado esquerdo melhor do que sem o espelho. Num certo sentido, pode-se ver mais longe por meio da luz refletida.

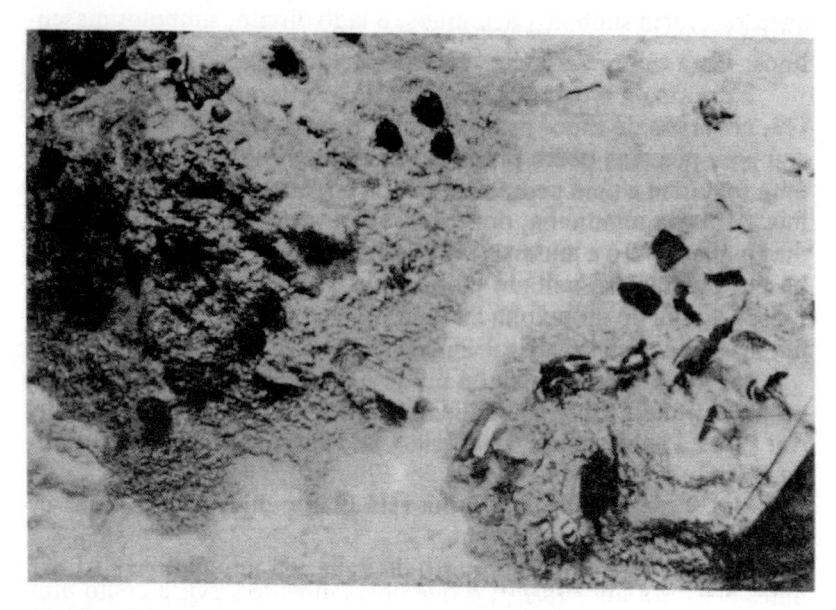

10. Os camponeses.

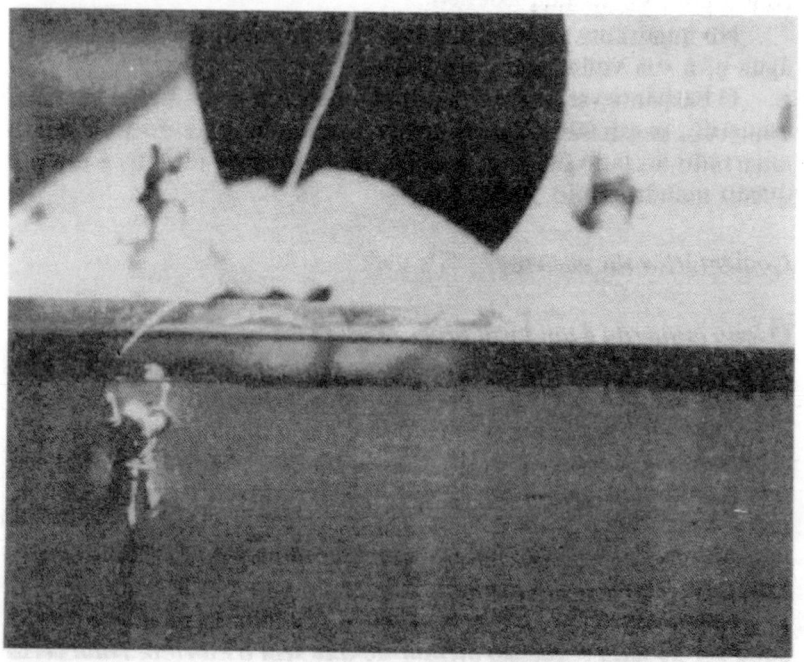

10a. Detalhe.

A caveira atrás do espelho é um aspecto que não se pode ver. Talvez esteja no inconsciente. Os cruzados não estão em contato com os aspectos negativos da sua vida de busca na montanha. É isso que representa a caveira. O abutre representa um aviso de perigo. O meu amigo anão está olhando nostalgicamente para a montanha à esquerda. Há hieróglifos no cartaz, que dizem como terminar a ponte, mas ele não consegue ler. O mensageiro está tentando dizer às pessoas como atravessar. O professor de cabeça para baixo na frente do espelho e com a cabeça enfiada na areia está expondo e intelectualizando. A sua cabeça está realmente na areia; talvez tenha sempre estado aí. Os camponeses no vale, no quadrante superior esquerdo, estão escondidos e protegidos dos cruzados. Eles trabalham silenciosamente nos campos, e não estão apenas sentados.

Observações

Acredito que os comentários do paciente descrevem com precisão seu estado naquele momento e a adequação dos seus comentários indica a sua crescente ligação com o mundo interior e exterior.

Ele repete que a meta, desta vez, o cálice, é apenas um começo. Aqui está a sugestão de um processo de individuação — o caminho sem meta final, somente novos começos. O cálice é outra insinuação da constelação do *Self*.

A joaninha, um besouro vermelho que se alimenta de insetos, é um auxiliar da agricultura. A sua cor vermelha é associada com fogo benéfico. Diz-se que sua origem é sobrenatural e seu nome, em alemão, "Marienkäfer" (inseto de Maria), mostra a sua ligação com a Virgem Maria. É um sinal de boa sorte, mas deve-se deixá-la voar de acordo com a sua vontade (*Standard Dictionary of Folklore, Mythology and Legend*, Funk e Wagnalls, p. 289). É um instinto feminino auxiliar, que opera melhor se não sofrer intervenção do consciente.

Um arauto era um oficial cuja função era proclamar a guerra ou a paz; um mensageiro ou precursor investido de caráter sagrado e inviolável; reminiscente de Hermes, o mensageiro dos deuses. Aqui ele é um arauto da paz, já que está tentando indicar o caminho para que as duas partes entrem em contato.

Os desenvolvimentos parecem andar bem no lado feminino inconsciente. No entanto, o paciente ainda luta com sua consciência masculina. O anão azul, seu *alter ego*, agora tem uma direção, mas ainda não tem certeza de como atingir sua meta.

Os golfinhos, representantes da orientação, salvação, inteligência instintiva, estão agora na água, a que pertencem, velando pela parte ainda letárgica do paciente.

Ligando tudo novamente está o barbante vermelho da ligação, do relacionamento e do sentimento. Em uma de suas pontas, um mandril está subindo.

O mandril pode sugerir o "Macaco de Deus", o aspecto instintivo do espírito, que está na linha mais direta que leva ao cálice. E pode ser que a vida dos instintos tenha sido um primeiro passo em direção à totalidade e ao espírito para esse paciente.

Uma outra possibilidade que se apresenta em relação ao mandril é Thot, o deus egípcio da sabedoria e aprendizagem. Thot, cujo símbolo era o mandril, gerou a si próprio e é o criador da voz. Como aquele que procura a verdade, recuperou o olho de Ra, o deus do sol, e, como recompensa, Ra criou a lua para ele ou deu a Thot o poder para criá-la. Como senhor da lua e do céu noturno, Thot era o medidor do tempo e posteriormente tornou-se o deus da magia, medicina e cura. Thot participava do julgamento dos mortos, quando o coração de um homem era pesado contra a pena da verdade.

Subindo pelo barbante vermelho, que o paciente chamou de o caminho mais direto à meta, o mandril pode aqui representar o nascimento da consciência lunar-feminina do próprio paciente, sua própria potencialidade instintiva para cura, sabedoria e verdade.

O esforço do mandril (instintos) para subir até o cenário, e os camponeses que trabalham na terra, no quadrante diametralmente oposto (onde anteriormente havia cobras ameaçadoras), parecem ser desenvolvimentos positivos. Mas a tendência do paciente para a passividade e inconsciência permanece, conforme indicado pelo mexicano adormecido, que flutua inadequada e até perigosamente na água. Fica-se a imaginar se os golfinhos poderiam orientá-lo ou carregá-lo, se ele pelo menos acordasse. Talvez estejam tentando acordá-lo.

O sentimento do paciente em relação à caveira atrás do espelho, no quadrante inferior direito, era negativo. No entanto, seu comentário sobre a caveira era uma indicação de uma consciência em germinação, quando disse: "Os cruzados não estão em contato com os aspectos negativos da sua vida de busca na montanha. Talvez estejam por demais envolvidos com eles mesmos, a sua visão de vida pode ser por demais estreita".

Os últimos cenários revelaram vários graus de diferenciação entre os aspectos masculino e feminino da personalidade. Esse cenário e os seguintes demonstram um processo integrativo do masculino e feminino, um potencial para a união.

As indicações precoces específicas da integração nesse cenário são: a declaração do paciente de que os homens do lado direito estavam à procura do feminino; a receptividade do anão azul e o desejo de atravessar; a tentativa do mensageiro de transmitir instruções para a travessia; a ponte semi-acabada e o sinal que fornece instruções incompreensíveis; e o barbante vermelho de ligação, que vai do mandril esforçado até o cálice feminino, a rota mais difícil mas mais direta.

11. CONSTELAÇÃO DO SELF

CENÁRIO 11

Descrição

O centro do cenário consiste de uma formação de terra retangular e elevada, que foi esvaziada no meio. Do lado esquerdo há um grande espelho circular. Três pedras polidas estão dentro da formação e quatro estão nas paredes, totalizando sete pedras. No quadrante inferior esquerdo da formação, está empoleirada uma miniatura de um navio de prata, à vela, com um homem ao leme. Do lado direito da área esvaziada, há um lago de espelho redondo com fogo no centro. O elefante "prateado" está na margem, contemplando a cena. O anão azul está acima. No quadrante superior esquerdo, está a figura de Buda. No quadrante inferior esquerdo, o deus fálico africano. No quadrante inferior direito, um totem.

Comentários do paciente

(O paciente ficou calado ao fazer esse cenário e durante a maior parte da sessão.) Finalmente, disse:

Este é um vulcão extinto, com uma lagoa na cratera. A coisa toda é um altar, como Stonehenge ou algo assim. Usei o espelho porque as lagoas de cratera são muito limpas. Há fogo na água. É um lugar mágico.

O barco de prata andou no vento. Está associado com almas errantes, que procuram algo. Agora está aterrissado.

Adoro a sensação de deslumbramento do anão azul.

Em algum lugar, algo está observando tudo isto, isto é, o espelho.

(O paciente pareceu bastante comovido.) Após um longo silêncio, disse:

Olhe, a areia borbulha e se move. Talvez seja uma montanha nova, como as Rochosas, onde as coisas estão sempre em movimento. (Novamente, um longo silêncio.)

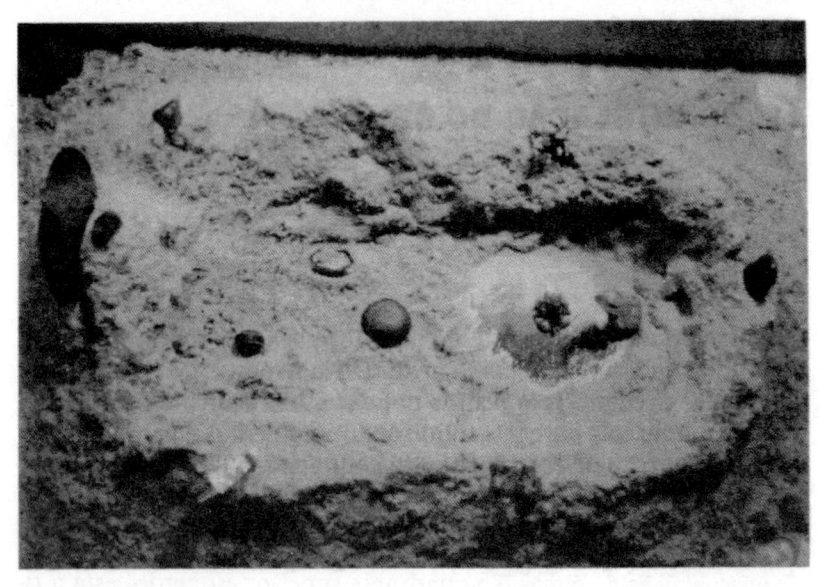

11. Fogo na água.

Observações

A areia realmente borbulha e se move. Nunca vi o fenômeno antes. Após olharmos juntos por um momento, o paciente sugeriu que isso poderia ser causado pela secagem da areia. Sentamos junto e quietos durante a maior parte da sessão.

O cenário tinha uma qualidade mágica: as sete pedras e a união dos opostos, fogo e água. Especialmente o aparecimento do fogo, pela primeira vez, sugeria que o paciente estava vivenciando um sentimento num nível muito mais profundo do que em qualquer momento anterior.

Sete, o número das pedras no cenário, tem sido historicamente um número místico — as sete esferas celestiais, os sete planetas astrológicos, as sete notas da escala musical, os sete pecados e virtudes capitais etc.

Sete é a soma de três e quatro. Três implica a união ou reconciliação dos opostos: tese, antítese e síntese. É um número dinâmico, que resulta da tensão dos opostos. É a média entre dois números, resolvendo a tensão entre quaisquer dois números. Nesse sentido, é um símbolo de reconciliação que soluciona um estado conflitivo, implicando um novo começo. Três se refere à realidade tridimensional e é, pois, um número de ego, já que o ego existe no tempo real finito. Jung se refere ao três como uma metáfora para o processo de desenvolvimento ao longo do tempo. Afirma que a terceira dimensão (profundidade) adiciona realidade e solidez ao que, de outra forma, seria um plano bidimensional (*Collected Works*, vol. 2, p. 180).

Em *Ego and Archetype* [*Ego e arquétipo*] p. 179; p. 184, Edinger se refere ao número três sendo masculino e ativo. É um processo de assinalação de números, um todo dinâmico. Quatro, o número da totalidade, é a meta e, portanto, um todo estrutural. É uma imagem abrangente e, portanto, feminina. Baseado nisso, o número sete também seria a união do masculino com o feminino.

O comentário do paciente sobre o deslumbramento do anão azul era uma projeção do seu próprio sentimento de deslumbramento, pelo que pude sentir. Quando falou de algo que "observava tudo", parecia estar refletindo sua sensação de um poder suprapessoal.

No contexto desse cenário, a aterrissagem do navio de prata que estava no ar pode significar, finalmente, a descida à terra da procura espiritual desnorteada. O homem no leme indica uma consciência ou ego humano que está dirigindo. Na verdade, o barco ainda não chegou até a água, que é o seu lugar. Talvez isso seja possível quando o fogo derreter a lagoa glacial na cratera que ainda existe em algum lugar do paciente.

12. SEPARAÇÃO DO PAI E RECONCILIAÇÃO

CENÁRIO 12

Descrição

Dois córregos estreitos se encontram e se unem num caudal maior.

No quadrante superior direito há um elefante "prateado"; por perto há uma carpa na praia; três sábios chineses estão próximos de uma canoa na praia. No quadrante inferior direito, um homem carregando uma balança de pratos cruzou uma ponte sobre o córrego estreito.

Uma coruja senta na areia, na parte central inferior.

No centro do cenário, um espelho representa um poço, uma ponte sustenta um templo e uma caveira está por perto.

No quadrante inferior esquerdo há um outro elefante "prateado". Duas cegonhas estão ao lado da água, perto de um curandeiro negro africano. No córrego, há um peregrino chinês com um cajado.

No quadrante superior esquerdo, há um pagode à meia altura da montanha. No topo da montanha está a imagem de uma deusa africana. Atrás da deusa, num nível inferior, está o ovo verde. No quadrante superior esquerdo estão as miniaturas de um homem com o braço em volta de um menino.

Um barbante vermelho marca o perímetro do cenário.

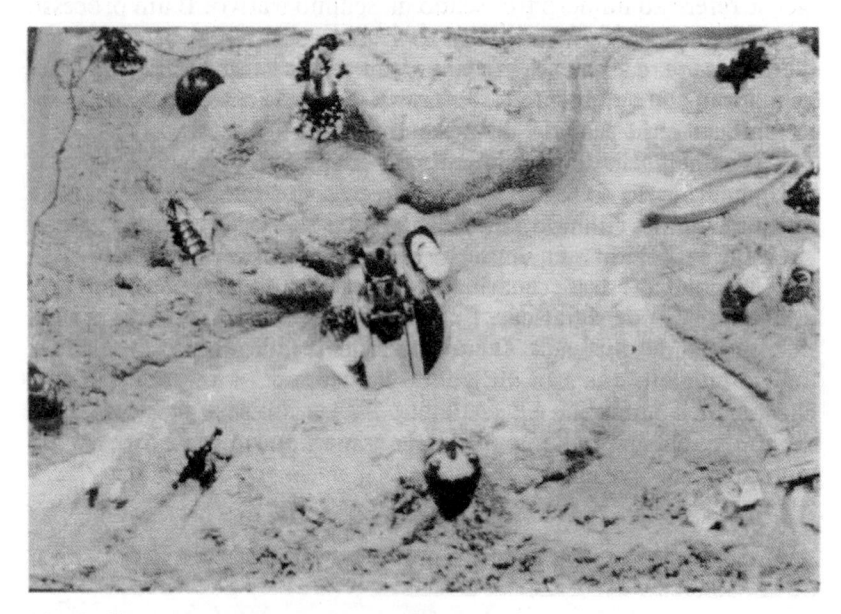

12. O filho encontrará seu caminho.

Comentários do paciente

A carpa veio direto das profundezas. Os três sábios chineses nem a vêem.

Os elefantes são macho e fêmea e estão se barrindo, para cima e para baixo no vale.

O homem com a balança de pratos está apenas cuidando da sua vida.

O peregrino chinês ainda está tentando, mas não consegue ir muito longe.
As cegonhas não estão interessadas.
O curandeiro africano está fazendo um sortilégio para o seu totem na montanha.
O espelho é o poço no centro. Está onde está a energia. A ponte sustenta um templo da vida. Mas a caveira adverte que é perigoso tentar demais.
O barbante vermelho contém e une tudo.
O homem é um trabalhador passeando com o filho. Ele faz esse caminho todos os dias. O filho faz perguntas o tempo todo. O pai não tem respostas. Ansiava por atingir o ovo e o totem, mas não sabia como realmente chegar até eles. Agora reconhece que está além do seu alcance. O filho terá que encontrar seu próprio caminho.

Observações

Depois de uma rápida tentativa de reconciliação, o paciente e a namorada finalmente romperam. Teve um sonho em que a via e estava tentado a ir atrás dela, mas decidiu nada fazer, sentindo-se triste, vazio e resignado, um reflexo razoável de como se sentia ao montar esse cenário. Estava também ansioso em relação à sua partida, em breve.

O estado um tanto deprimido do paciente se reflete nos três sábios chineses que não vêem a carpa que está disponível para ser levada. No entanto, a carpa é um importante peixe de água doce na Ásia. É conhecida por sua resistência e perseverança. Assim como o salmão, nada correnteza acima. Pode viver fora da água por um tempo considerável. Aqui aparece, "milagrosamente", um alimento do inconsciente e ninguém toma conhecimento.

As cegonhas, aves da terra, ar e água, são geralmente consideradas símbolos de justiça, lealdade e zelo, com as qualidades de psicopompo. São consagradas a Artemis, Atenas, Apolo e Hermes. Aqui estão indiferentes.

O peregrino chinês não vai em frente.

O pagode parece abandonado na paisagem descampada, assim como o ovo verde.

Apesar do estado triste do paciente, existem elementos positivos nesse cenário.

Os elefantes barrem energicamente, indicando que as energias instintivas do paciente estão vivas, e bem vivas.

O poço-espelho de energia está no centro. Contém muita energia e, acredito, simboliza aqui o inconsciente. Sustenta um templo da vida, embora ignorado.

A caveira, que não está longe do ponto onde um avião estava acidentado (Cenários 2 e 8), lembra do perigo da ambição inflada, indicando uma nova consciência no paciente.

No quadrante superior esquerdo — onde certa vez havia cobras (Cenário 9) e onde mais tarde camponeses chineses trabalharam a terra (Cenário 10) —, agora, um ocidental caminha com o braço em volta do filho, reconhecendo que suas maneiras anteriores de busca falharam e que agora o filho (o ego renascido) deve encontrar um novo caminho individual.

A dupla pai-filho indica vários desenvolvimentos: disposição para uma maior solução do complexo paterno, separação do pai e de seu próprio superego punitivo, e reconciliação com ambos, o fim do sentimento inflado de superioridade e honradez (o pai é um simples lenhador). Também está indicando um novo relacionamento entre o paciente e o aspecto jovem dele mesmo. A depressão e a inconsciência são evidentes, pois o ovo, que anteriormente estava na cratera de uma alta montanha (Cenário 7), é agora acessível, mas o lenhador não o percebe.

A deusa na montanha está no local onde havia o cálice de cristal, indicando uma descida para o nível mais primitivo e instintivo da psique.

A coruja, que pode ser tanto positiva quanto negativa, parece ambígua nesse cenário, assim como nos anteriores.

No quadrante inferior direito, onde se especulou sobre o mandril Thot, que se esforçava para entrar na caixa-de-areia (Cenário 10), entrou um homem carregando uma balança de pratos e fez a travessia. Devemos lembrar que Thot era o deus egípcio da sabedoria e da justiça, que presidia a pesagem dos corações no mundo dos mortos, onde um coração puro é pesado contra uma pena, que representa a verdade.

Aqui, o homem equilibra a balança de pratos nos ombros, talvez refletindo uma nova possibilidade de equilíbrio psicológico no paciente.

O barbante vermelho "contém tudo, liga tudo". Podemos lembrar da meditação tibetana do fogo interior, onde se diz que um fio vermelho derrete o intelecto.

Finalmente, todo o cenário se situa numa paisagem onde dois córregos se uniram.

13. APARECEM OS SÍMBOLOS DE RENOVAÇÃO

CENÁRIO 13

Descrição

Um desenho na areia com um morro no centro.

Nos quadrantes superiores estão os dois elefantes "prateados". À direita há um objeto em forma de lua crescente. Na parte central superior está colocado um disco de cerâmica, marcado em seis seções. Abaixo dele há uma árvore desfolhada, com um anel dourado nos galhos.

Aproximadamente no centro do morro há uma pedra preta polida. Na base da árvore e de cada lado da pedra preta estão objetos de cobre esmaltado em formatos triangulares.

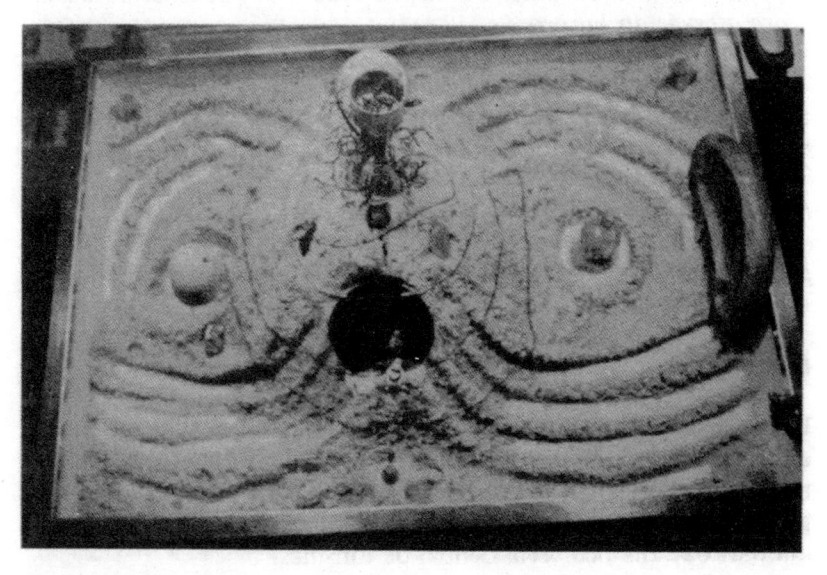

13. Um escaravelho.

Abaixo do centro, o anão azul se observa num espelho redondo.

Atrás dele, na margem inferior da caixa, está um diminuto viking, sem dúvida a sua sombra.

No lado esquerdo está um cone de cerâmica num espaço circular; abaixo está uma pedra mineral polida. Do lado direito, uma miniatura de garrafa azul, também num espaço circular e, abaixo dela, uma pedra mineral translúcida, também difícil de discernir.

Um barbante vermelho sai de um buraco da cabana de cerâmica, subindo pelo morro no centro do cenário.

Comentários do paciente

Estava à toa quando, finalmente, vi surgir uma cena. A figura inteira na areia é um escaravelho.

A árvore é um totem natural. Não está morta, apenas adormecida. Os dois elefantes estão novamente se comunicando e a energia está segurando o anel dourado na árvore. O anão azul, que é às vezes sonolento, está bem desperto agora e se observa no espelho, o olho do escaravelho. É um tipo de autodescoberta.

O diminuto nórdico está a caminho de algum lugar. Está atrás do anão.

A cabana de cerâmica é uma proteção. Pode-se olhar para a árvore através do buraco.

Coloquei o barbante no buraco da cabana apenas para ligar as coisas. O barbante vermelho tem um efeito estético, um efeito de redemoinho, juntando todas as coisas.

Coloquei a garrafa azul ali, como um ponto de equilíbrio. Parecia encaixar e gostei da cor.

Escolhi o disco de cerâmica porque parecia um zodíaco, exceto pelo fato de ter apenas seis seções. Acredito que a forma semilunar seja um tipo de lua.

Observações

Uma semana depois, o paciente se sentia um tanto melhor, mas ainda triste com o rompimento com a namorada e sofrendo outras dores de separação. Estava um pouco ansioso em relação ao novo emprego e às perspectivas de refazer a vida. A tristeza e a ansiedade eram aliviadas pelas múltiplas atividades necessárias à preparação da partida, que ocorreria dentro de um mês.

Mesmo com toda a atividade interna e externa, o processo na caixa-de-areia continuou.

A dinâmica de equilíbrio sugerida pelo homem com a balança de pratos é aqui desenvolvida mais integralmente. Com exceção da lua crescente, à direita, o cenário está equilibrado.

O escaravelho é um besouro que empurra uma bola de estrume na qual depositou os seus ovos. Portanto, os antigos egípcios concebiam a idéia de que nascia da sua própria substância, e se tornou o símbolo do aspecto autocriador e auto-renovador do deus do sol, Ra. Khepri, o nome do deus do sol nascente, significa tanto "aquele que veio a existir" como "escaravelho". Khepri era representado por um homem com cabeça de escaravelho ou como um escaravelho empurrando o disco do novo sol (Ions, p. 46).

O escaravelho simbolizava a renovação da vida e a vida eterna. No contexto desse cenário de escaravelho, pode não ser uma exagerada suposição considerar o disco de cerâmica, com suas linhas radiais e feito de barro, água e luz solar, análogo ao disco solar nascente da mitologia egípcia.

A implicação de que uma nova consciência ou dinamismo pode estar em formação nas camadas primordiais do inconsciente é apoiada pelo número de agrupamentos de três que constam do cenário. Existem três triângulos de cobre esmaltado, três pedras minerais polidas, três formas circulares (o anel dourado e os dois espaços circulares de cada lado). O anel dourado, nesse contexto, pode ser considerado um terceiro olho, assim como o disco solar de cerâmica. O disco tem seis raios — duas vezes três. Há três contornos acima e abaixo do corpo do escaravelho.

Olhando o cenário de uma outra perspectiva, pode-se ver nele os olhos de uma coruja, composto de vasos femininos, a cabana de cerâmica e a garrafa azul. Ao lado dele, está a lua crescente feminina. Aqui, novamente, a implicação de uma mudança em direção à consciência feminina.

A coruja pode ver e se mover rápida e silenciosamente no escuro e na claridade. Possui tanto os aspectos positivos quanto negativos da intuição. Quando relacionada com a vida e a realidade, é positiva; caso contrário, pode ser psicologicamente perigosa, assim como qualquer conteúdo desconhecido do inconsciente, se não estiver relacionado com a realidade externa.

A coruja, cujo significado tem sido ambíguo nessa série, agora, com a vinda de uma nova consciência, assume um aspecto positivo.

Pode não ser por mero acaso que a coruja, cujos sentidos são tão aguçados, se torne um símbolo positivo no mesmo cenário em que há cinco círculos (o disco solar de cerâmica, o anel dourado, os olhos da coruja e o espelho circular): o cinco é o número dos nossos sentidos e o número do *anthropos* (homem).

14. O SURGIMENTO DA *ANIMA* E O NASCIMENTO DE UMA NOVA CONSCIÊNCIA

CENÁRIO 14

Descrição

Esse é o último cenário. O paciente chamou-o de "comemoração de um nascimento". O corpo e as asas de uma águia emergem da água. Três pedras polidas delineiam os olhos e a boca. No topo dos ombros há dois totens. Abaixo deles, o anão azul contempla, através do fogo, uma anã loira, que olha para ele. (O fogo é visível no cenário 14a.) Atrás dela há um espelho circular. No quadrante inferior esquerdo há um tocador de tambor de uma tribo africana. No centro, à esquerda, no ângulo em que a asa encontra o corpo, o mexicano está adormecido sobre algum musgo. Abaixo do musgo, uma ponte une a asa esquerda e o corpo. Abaixo, onde a terra encontra a água, há uma cegonha. No quadrante inferior esquerdo, há uma elefanta "prateada".

Abaixo do anão azul, no centro do cenário, está um carrosel ao qual se liga o totem africano (agora chamado de deus pelo paciente). Abaixo do totem há um bebê, diante do qual duas freiras se ajoelham.

No lado direito, perto do ombro, um corneteiro do exército toca seu instrumento. Meio caminho abaixo, na asa, perto da água, uma outra cegonha. Adiante estão dois carneiros. No ponto mais baixo, à direita, um elefante "prateado".

Uma ponte liga a asa direita e o corpo. Abaixo da ponte há um pouco de musgo e um sapo.

Na base do cenário, no centro do perímetro inferior, há um segundo espelho voltado para dentro.

Novamente o barbante vermelho serve como meio de ligação.

Comentários do paciente

É a comemoração de um nascimento! É uma cena de nascimento.

Começou como uma águia na terra. Eu a vi na areia enquanto estava mexendo para ver o que poderia ver.

O nosso anão favorito está encontrando uma mulher e há um fogo entre eles. O fogo aquece, limpa e purifica, mas é também uma

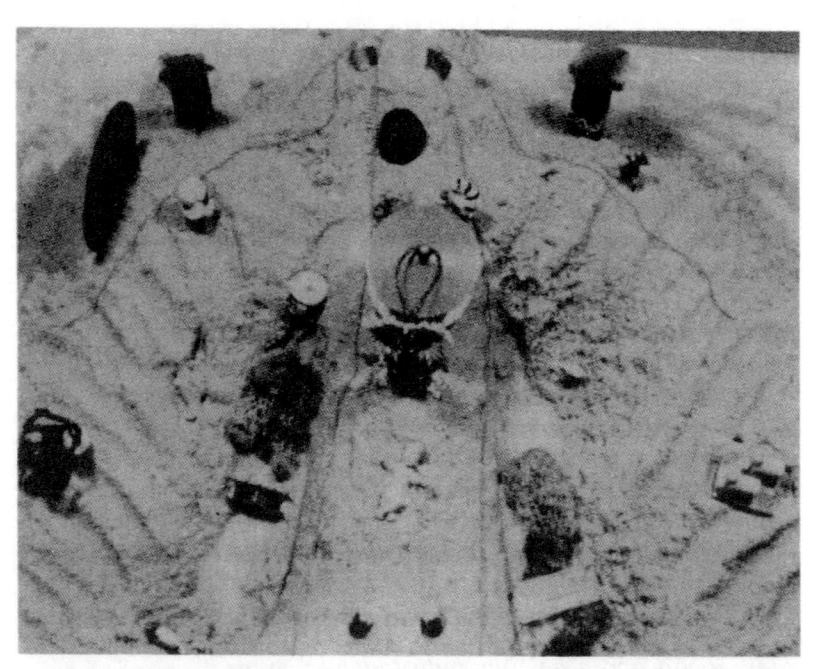

14. Uma comemoração.

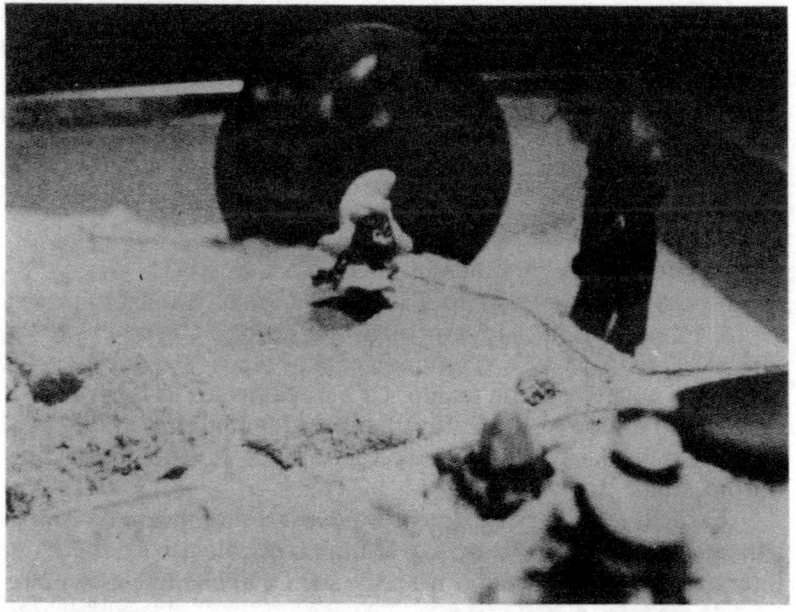

14a. Detalhe.

133

barreira, um obstáculo para um encontro total. Afinal, o fogo pode queimar. Talvez o obstáculo seja parte do caminho.

Coloquei o espelho porque queria que ele fosse capaz de ver o que estava fazendo.

Não tenho certeza por que coloquei as cegonhas. Gosto delas, simplesmente.

Os animais e as pessoas se reuniram e estão fazendo música porque é uma comemoração. O elefante, à direita, está mais excitado, menos controlado do que a fêmea, à esquerda. Estão barrindo, mas o macho é um pouco mais solto. Está se livrando de todas as amarras. Ele é que tem sido o elefante controlado. O sapo, perto dele, canta com uma voz muito profunda.

O mexicano deitado absorve tudo. Está relaxado, confiante, deixando as coisas ocorrerem.

As freiras e o bebê são um toque do tradicional.

O corneteiro militar tem um papel menor, mas não deve ser esquecido.

Coloquei os carneiros no lado masculino mais a título de equilíbrio.

As pontes parecem mais como arcos de triunfo. Elas se encaixam na comemoração, juntando todas as coisas.

O barbante liga tudo de uma maneira circundante. Há muita cor.

O carrossel é o símbolo da vida. Produz e usa energia. É uma força vital essencial, no centro, não planejada. O deus está ligado ao carrossel. Deus veio do carrossel, fundiu-se nele. Ou talvez seja o contrário, o carrossel é que veio de Deus.

O espelho na base é como um olho do lado de fora e também uma porta.

Observações

Falava com grande intensidade, excitação e alegria.

Continuei escrevendo após ele parar de falar, enquanto permanecia sentado, em silêncio, esperando-me acabar. Um momento depois, olhei para cima e o vi sorrindo com os olhos rasos de lágrimas. Sentamos quietos por um tempo. Os agrupamentos de três que apareceram no último cenário estavam reiterados aqui: três totens, duas freiras e o bebê, os dois anões e o fogo, todos mostrando um dinamismo muito forte.

Existem dois desenvolvimentos novos: o surgimento da *anima*, a imagem do seu próprio aspecto feminino psicológico e o fogo, que intermedia o ego masculino nascente com a *anima* que está na região do coração, à qual pertence. Talvez a colocação do espelho atrás da mulher forneça não apenas uma consciência da atividade do ego, mas também do lado invisível da sombra e da natureza feminina interna do homem.

A ligação da figura divina primitiva com a "força vital" circular implica a ativação do *Self*.

Totens são representações de associação tribal, dos sentimentos de pertencer a um grupo. Aqui, o aparecimento dos três totens pode significar uma mudança de atitude, que pode estar apontando para o fim — ao menos potencialmente — do sentimento de isolamento emocional que o paciente sentiu durante toda a vida.

A águia era a ave ou símbolo de Zeus. O fato de ela aparecer aqui faz lembrar do aparecimento da face de Zeus num cenário anterior (Cenário 9). A águia representa energia masculina de grande força natural. Aqui, emergindo do aquoso inconsciente maternal, vemos o início de uma consciência instintiva masculina inata à própria personalidade do homem e bem distinta da identificação patriarcal anterior, derivada do seu complexo paterno.

As miniaturas que representam o ego e a *anima* são anões, símbolos dos trabalhadores-milagreiros da grande deusa. São elementos primitivos que operam profundamente no nível matriarcal ou, talvez, no que E. C. Whitmont chamou de "a dimensão mágica" (*The Symbolic Quest* [*A busca do símbolo*], p. 270). São apenas parcialmente humanos.

No entanto, o bebê, diante do qual as freiras se ajoelham, indica que o processo evolutivo da "força vital" já em andamento tem em prontidão um desenvolvimento humano/divino. Pode ser que a comemoração celebre uma ressurreição e o nascimento de uma nova vida, ao menos potencialmente.

Um espelho é um símbolo do inconsciente, já que reflete de volta para nós aquilo que não vemos; como tal, representa um impulso em direção à consciência, uma capacidade potencial de se desidentificar com os conteúdos inconscientes. Edinger (1975, p. 35) sugere que "uma reflexão meditativa pode transformar um humor opressivo em um objeto de conhecimento, por meio da descoberta de uma imagem significativa contida neste humor". A imagem pode ser por demais perigosa para ser vista diretamente. Foi através do espelho-escudo dado por Palas Atenas que Perseu pôde olhar com segurança e matar a Medusa.

O espelho por trás da figura da *anima* nesse cenário, para dentro do qual o anão azul olha, é talvez uma imagem do inconsciente pessoal e a vontade de obter uma consciência maior do ego, de "conhecer".

Edinger sugere ainda que a consciência requer a experiência do ego como sujeito conhecedor, *além* da experiência de ser o objeto conhecido. Ao ser objeto de conhecimento, a função do sujeito conhecedor reside no "outro". Continua dizendo que "a imagem arquetípica que carrega as expressões simbólicas mais claras da experiência do ego de ser o objeto conhecido é a imagem do Olho de Deus" (p. 35).

Os comentários do paciente referentes ao grande espelho na base do cenário sugerem que ele representa o Olho de Deus ou *Self*.[13] Com base nessas idéias, é possível inferir que nesse último cenário as experiências necessárias para a tomada de consciência, o ego como sujeito conhecedor e como objeto a ser conhecido, estão implícitos, ao menos como potencialidades.

É interessante que o homem com a câmera de televisão, do cenário 2, que representa talvez uma nova objetividade na busca do significado, estava na mesma posição na caixa-de-areia em que agora está o Olho de Deus, o elemento transpessoal que observa tudo, inclusive a figura do ego nascente representada pelo anão azul.

Edinger (1975, p. 42) sugere que, em termos psicológicos, o olho (o terceiro olho de Shiva, o olho de Ra, o olho vigilante de Hórus) "será destrutivo para tudo que, no ego, não estiver adequadamente relacionado com o *Self*".

Já que o olho nesse cenário parece benigno, talvez indique a solução da identidade inflada ego-*Self*, da qual sofria o paciente.

À medida que o cenário foi sendo desmontado, surgiu uma imagem interessante. O barbante vermelho que o paciente insistia que "unia tudo" parecia delinear o corpo de uma mulher num vestido vermelho, sobreposto à grande águia; um tipo de união instintiva dos opostos, Logos e Eros, subjacente a todo o cenário.

Não há nada verde nesse último cenário, apenas algum musgo perto da água, indicando que o processo está inacabado e num estágio bem inicial, talvez o primeiro grande passo.

O encontro final, uma sessão dupla, ocorreu duas semanas depois, quando se projetou e se discutiu os *slides*. Na época, fiquei imaginando se o caso não era por demais ajeitado. Embora os sonhos confirmassem o processo, era possível que o paciente tivesse manipulado os cenários para me agradar. O surgimento da *anima*, logo antes da sua partida, parecia bom demais para ser verdade. No momento em que eu estava tendo esses pensamentos, o paciente contou um sonho ocorrido alguns dias *após* montar o último cenário:

---

13. Em *Ego and Archetype*, Edinger expressa a analogia ao *Self* de forma elegante, quando diz: "A imagem do Olho de Deus sugere uma consciência (visão) unificada no inconsciente" (Edinger, 1972, p. 284).

Encontrei uma nova mulher numa reunião social. Era muito bonita, embora os seus traços não estivessem nítidos. Chamei-a e saímos juntos uma ou duas vezes. Senti-me muito atraído e ela também, mas não queria apressar as coisas. Estava pensando em morar junto, em construir uma família e todas essas coisas. Os outros, meus amigos, sugeriam que ela era a mulher para mim e que eu deveria insistir mais. Senti que caminhava no ritmo certo e que estávamos muito confortáveis e contentes com o rumo que as coisas tomavam.

Havia muito mais no sonho, que não me lembro, mas, de modo geral, havia um sentimento muito positivo. Satisfeito e completo.

Desnecessário dizer que o sonho era reconfortante.

Embora a terapia na caixa-de-areia tivesse sido interrompida nesse estágio, ainda bem inicial, já havia ocorrido um significativo crescimento e uma mudança palpável:

- O complexo paterno foi resolvido em grande parte, assim como a identificação com o intelecto.

- Houve um período de intensa confusão, durante o surgimento da função sensação/realidade e do sentimento anteriormente reprimido.

- O sistema incipiente ilusório paranóico e a perigosa inflação foram colocados em xeque, assim como a mutilante compulsão obsessiva.

- Ocorreu a diferenciação entre as funções masculina e feminina.

- À medida que seus sentimentos evoluíram, ele retirou a projeção da *anima* sobre a namorada e descobriu que poderia amá-la. Mas, aparentemente, ela foi incapaz de se ajustar à perda do controle sobre o relacionamento, e assim tudo terminou.

- Alterou seu modo de vida e deixou a terapia com sentimentos de leveza e otimismo, misturado à tristeza e alguma ansiedade.

É impossível determinar se esses desenvolvimentos ocorreram somente como resultado da terapia na caixa-de-areia. No entanto, antes da introdução da caixa-de-areia, o paciente fez pouco ou nenhum progresso na análise verbal, já que qualquer *insight* que desafiasse, mesmo que remotamente, sua identificação ego-*Self* era imediatamente rejeitado. Portanto, é razoável acreditar que a terapia na caixa-de-areia agilizou a quebra da sua resistência e atingiu a meta principal, de chegar ao nível transpessoal da personalidade e fortalecer o ego de forma bem-sucedida.

Como podemos ver repetidamente, essa terapia não-verbal, não-racional, funciona eficazmente como um processo autônomo; como auxiliar do trabalho analítico, ela ativa, acelera e facilita o processo terapêutico. Atualmente, a importância e o sentido mais amplo da terapia na caixa-de-areia ainda não foram plenamente percebidos. Uma maior prática e pesquisa irão certamente desenvolver tanto o uso clínico da terapia na caixa-de-areia como sua bibliografia. É minha esperança pessoal de que este livro estimule um interesse mais amplo e mais profundo por esse valioso processo psicoterapêutico.

GLOSSÁRIO

Anima e Animus — A *anima* é a personificação psíquica do princípio feminino no homem, o princípio de Eros representando a capacidade de se ligar, se relacionar e amar. Um ego fraco tende a se identificar com a *anima*. O homem então se torna muito passível de humores, indigno de confiança e exageradamente sensível. O *animus* é a personificação, equivalente, do princípio masculino nas mulheres. Seu aspecto positivo reflete o princípio logóico masculino, a capacidade para a consciência e o pensamento lógico. Se o ego feminino for fraco, ele se identifica com o *animus*, e resulta em opiniões rígidas e numa pulsão pelo poder nas mulheres (*Collected Works*, vol. 18, p. 73).

Arquétipos — Os arquétipos são para a psique o que os instintos são para o corpo. Assim como com os instintos, a existência dos arquétipos só pode ser inferida pelos efeitos que produzem (Edinger, 1968). Os arquétipos são dinamismos psíquicos inatos, predisposições universais para a percepção de formas típicas e para respostas emocionais e comportamentais às experiências. As experiências são traduzidas em imagens ou impressões internas influenciadas tanto pelo arquétipo quanto pela reação subjetiva à experiência. Essas representações ou imagens, por sua vez, afetam nossas reações e comportamento. Dessa hipótese, podemos inferir que mudanças numa imagem provocarão mudanças na resposta.

Catexia — Expressão freudiana. "O investimento de libido num objeto, em outra pessoa ou em si próprio. A concentração de energia mental numa emoção, idéia ou linha de ação, dando ao objeto (emoção, idéia, ação ou personalidade) significado ou importância" (Chaplin, 1968). "Descatexia" é a retirada daquela libido do objeto, de volta para o sujeito.

Compensação — Implica a existência de uma relação entre a mente inconsciente e a consciente através da qual um conteúdo que falta à consciência e que é necessário para a totalidade da personalidade irá aparecer de uma forma acentuada no inconsciente, se fazendo conhecido através de um sonho ou de uma poderosa emoção derivada de um complexo ativado.

Complexo — O núcleo de um complexo é um arquétipo ou uma imagem arquetípica que constela idéias e associações correlatas, derivadas da experiência pessoal. Um complexo ativado induz fortes reações emocionais e perturba o funcionamento normal do ego.

Consciência matriarcal — A fase urobórica ocorre no estado pré-natal e pós-natal, quando não há diferenciação entre interno e externo, sujeito ou objeto (criança e mãe), consciência e inconsciente; quando não há nenhuma diferenciação entre o ego e a mãe. O ego se identifica com o *Self*. Na fase matriarcal posterior, o ego nascente é ainda passivo e identificado com a mãe. Uma semiconsciência muito tênue começa então a se desenvolver.

Constelar — O agrupamento de conteúdos inconscientes correlatos (imagens, sentimentos) em torno de um núcleo arquetípico, criando uma entidade psíquica ou *gestalt*, por exemplo, um complexo, uma ativação do *Self*.

Contratransferência — (Veja "Transferência").

Diálogo com o inconsciente — Já que o inconsciente é percebido como ilimitado, uma das metas da análise junguiana é treinar o analisando para compreender o sentido simbólico dos seus sonhos e fantasias, de forma que a individuação e a interação com o inconsciente se torne uma disciplina a ser exercida durante toda a vida.

Ego — Um complexo de idéias que constitui o centro de um campo de consciência de uma pessoa e parece possuir um alto grau de continuidade e identidade. O ego é somente o centro do campo da consciência. Não é idêntico à totalidade da psique, sendo meramente um complexo entre outros complexos. O ego é somente o sujeito da consciência de uma pessoa, enquanto que o *Self* é o sujeito da psique total, a qual também inclui o inconsciente (*Collected Works*, vol. 6, p. 425, par. 706).

Extroversão — Uma virada da libido para fora, um movimento positivo de interesse subjetivo em direção ao objeto, uma transferência de interesse do sujeito para o objeto. É ativa quando intencional e passiva quando o objeto a obriga, isto é, quando o objeto atrai o interesse do sujeito espontaneamente, mesmo contra a sua vontade. Quando a extroversão for comum, falamos de um tipo extrovertido (*Collected Works*, vol. 6, p. 427, par. 710).

Fantasia — De acordo com Neumann (*The Child*, p. 144), "A fantasia humana não é uma função do desejo regressivo, mas uma forma antecipatória e preparatória de adaptação à vida. A fantasia de um mundo transformado é o primeiro estágio para sua efetiva transformação e não deve ser confundida com pensamentos fantasiosos regressivos, típicos dos devaneios neuróticos que fogem do mundo. O mundo da arte ... da cultura e da civilização, com todas as suas invenções, incluindo a invenção da ciência, provém da fantasia criativa do homem. O que determina se um homem está doente ou saudável não é a intensidade de sua vida de fantasia mas sua capacidade ou incapacidade para transformá-la em realidade".

Função transcendente — De acordo com Neumann (*Origins and History of Consciousness*, p. 314), a função transcendente engloba "os elementos criativos da psique que podem sobrepujar uma situação conflitiva não passível de solução pela mente consciente, através da descoberta de um novo meio, um novo valor ou imagem. Aqui, a criatividade da psique (inconsciente) e o aspecto positivo da mente consciente não mais operam como dois sistemas opostos separados um do outro, mas atingem uma síntese". Essa síntese é freqüentemente acompanhada por símbolos de uma "união de opostos", por exemplo, fogo e água ou imagens de macho e fêmea do andrógino.

Funções — As funções são os meios habituais pelos quais vivenciamos e avaliamos o mundo e a nós mesmos. Jung descreveu quatro funções psicológicas básicas: (1) sensação — percepção sensorial de um fato; (2) pensamento — descoberta do significado objetivo de um fato, classificação, diferenciação; (3) sentimento — avaliação subjetiva de um fato; e (4) intuição — percepção inconsciente das potencialidades ocultas de um fato. Todos nós temos as quatro funções, embora uma ou duas possam estar sendo mais usadas e, portanto, mais desenvolvidas. Assim, podemos falar do tipo de pessoa *pensamento* como diferente do tipo *sentimento*. Um tipo sentimento inato, ao tentar viver como um tipo "pensamento" (ou vice-versa), torna-se psicologicamente comprometido, da mesma forma que uma pessoa destra ficaria fisicamente comprometida se tentasse viver como uma pessoa canhota.

Gestalt — Uma estrutura ou sistema de fenômenos, físicos, biológicos ou psicológicos, integrada de forma a constituir uma unidade funcional com propriedades não derivadas de suas partes. (*Webster*, 1958.)

Identidade — Denota conformidade psíquica. Sempre inconsciente. Não existe separação entre sujeito e objeto. A identidade é uma característica da mentalidade primitiva e o fundamento da participação mística, que é um vestígio da não-diferenciação original entre sujeito e objeto e, portanto, do estado mental da primeira infância e o inconsciente do adulto civilizado (*Collected Works*, vol. 6, pp. 440-441, pars. 741-742).

Identificação — O sujeito é alienado de si próprio em prol do objeto no qual está disfarçado, segundo Jung (*Collected Works*, vol. 6, p. 440, par. 738). A identificação é imitação inconsciente. Imitação é copiar conscientemente.

Imagem (Imago) — uma imagem psíquica que consiste tanto de elementos pessoais como de elementos arquetípicos (transpessoais). De acordo com Neumann (*Origins and History of Consciousness*, p. 401): "À medida que os laços pessoais (da criança com a mãe pessoal) se tornam mais fortes, o arquétipo é gradualmente substituído pela *imago*, na qual características pessoais e transpessoais estão visivelmente fundidas e ativadas".

Imagem arquetípica da mãe — Todos nós carregamos nas profundezas do nosso inconsciente uma imagem arquetipicamente estabelecida de uma mãe nutriente que representa nossa necessidade e predisposição arquetípica para vivenciar essa mãe. Quando os cuidados maternos foram, por um motivo qualquer, inadequados, a imagem da mãe surge como algo maligno ao invés de benéfico e fala-se então de uma imagem materna "ferida". Essa imagem "ferida" pode afetar adversamente o desenvolvimento da personalidade, dando origem a uma gama de neuroses e psicoses, a não ser ou até que uma experiência corretiva mais positiva possa modificá-la.

Imagem psíquica — De acordo com Neumann (*The Child*, p. 153), "uma imagem psíquica de algo no mundo é tanto um reservatório de experiência como um órgão da psique através do qual esta imagem vivencia e posteriormente interpreta o mundo".

Imaginação ativa — Um método de fantasiar deliberada e ativamente. Geralmente o ego se envolve num diálogo ou ação imaginária com uma figura imaginária que representa um aspecto personificado da psique da pessoa. Uma poderosa ferramenta que pode ativar conteúdos inconscientes incontroláveis, a imaginação ativa deve ser usada com cautela, especialmente se o ego for instável. Nas palavras de Jung (*Collected Works*, vol. 14, p. 495, par. 706), "Você escolhe um sonho ou alguma outra imagem de fantasia e se concentra nela simplesmente firmando-a e olhando para ela. Você também pode usar um mau humor como um ponto de partida e depois tentar encontrar que tipo de imagem de fantasia irá produzir ou que imagem expressa esse humor. Você então fixa esta imagem na mente, concentrando a atenção. Geralmente, ela se transformará, porque o simples fato de contemplá-la torna-a mais viva. As ativações devem ser cuidadosamente anotadas o tempo inteiro, pois refletem os processos psíquicos de fundo inconsciente, que aparecem na forma de imagens, consistindo em material de memória do consciente. Dessa forma, o consciente e o inconsciente se unem".

Individuação — Um processo de desenvolvimento de auto-realização através do qual um indivíduo é diferenciado da psicologia geral e dos complexos do seu inconsciente. Na análise junguiana, é um processo dialético de interação entre o ego e o inconsciente, pelo qual conteúdos do inconsciente são trazidos à consciência através dos sonhos, fantasias e outros produtos do inconsciente, permitindo assim que uma pessoa se perceba não como aquilo que gostaria de ser, mas sim como aquilo que é. Já que o inconsciente é inesgotável, não é possível obter a auto-realização total ou a consciência total; assim, a individuação nunca se completa. É um caminho, em vez de uma meta.

Inflação — De acordo com Jung (*Memories, Dreams, Reflections*, p. 384), a inflação é a "expansão da personalidade além dos seus limites adequados, através da identificação com a *persona* ou com um arquétipo ou, em casos patológicos, com um personagem histórico ou religioso. Produz um sentido exagerado da própria auto-importância e é geralmente compensada por sentimentos de inferioridade".

Introversão — O trânsito da libido para dentro. O interesse é retirado do objeto e vai para o sujeito. O sujeito é o principal fator de motivação. O objeto é secundário. Quando a introversão for habitual, falamos de um tipo introvertido (*Collected Works*, vol. 6, p. 452, par. 769).

Intuição — Uma das quatro funções psicológicas (veja "Funções"). É a percepção inconsciente das possibilidades ocultas de um dado item. A validade de uma intuição deve ser checada através do uso das outras funções, já que as intuições são irracionais e determinadas inconscientemente. Podem ser coloridas por um humor inconsciente ou por um complexo ativado.

Libido — De acordo com Edinger (*An Outline of Analytical Psychology*), libido é "a energia psíquica que orienta e motiva a personalidade. Interesse, atenção e pulsão são todas expressões da libido. A quantidade de libido investida num dado item é indicada pela valorização dele. A libido pode ser transformada ou deslocada, mas não destruída. Se a libido colocada num objeto desaparecer, ela reaparece num outro lugar".

Mandala — Uma imagem universal arquetípica que consiste, na sua forma mais simples, de um círculo dentro de um quadrado ou de um círculo contendo um quadrado ou cruz. É um símbolo do *Self*, da ordem e da integração. Mandalas aparecem em todas as culturas. De acordo com Jung (*Collected Works*, vol. 9, Parte II, par. 60), "ocorrem nos pacientes principalmente durante as frases de desnorteamento ou reorientação psíquica. Elas delineiam ou criam ordem que transforma o caos em cosmo".

Numinoso — Derivado da palavra *númen*, significa a força ou poder divino atribuído a objetos ou seres contemplados com admiração. A admiração e a qualidade inspiradora de admiração associadas com religião, divindades e com o sagrado (*Webster*).

Pensamento — (Veja "Funções").

Persona — O órgão psíquico que intermedia o ego e o mundo, a máscara que se põe para os papéis que se representa na sociedade ou o sistema de adaptação de uma pessoa. Se uma pessoa se identificar com a sua *persona*, ela perde a ligação com a sua verdadeira identidade, o que leva a uma perda no desenvolvimento psicológico. Se a pessoa for socialmente bem-sucedida, a identificação com a *persona* tende a levar à inflação e perda da percepção de realidade. Se a pessoa for socialmente mal sucedida, a identificação com a *persona* leva à autodesvalorização e ao desespero.

Projeção — O processo pelo qual uma pessoa percebe uma qualidade inconsciente, que pertence a ela mesma, como pertencente a um outro objeto ou pessoa externa. A projeção pode ser positiva ou negativa. Projeções de *animus* ou *anima* são vivenciadas como paixão, por exemplo. A retirada da projeção torna possível a relação com a realidade da outra pessoa.

Self — O *Self* é o arquétipo central e, como tal, transpessoal. Como se manifesta dentro da pessoa, o *Self* representa a totalidade da personalidade, tanto consciente quanto inconsciente. O *Self* não é idêntico ao ego, que é o órgão psicológico da consciência. Mas "uma existência *a priori* da qual o ego evolui ... uma prefiguração inconsciente do ego" (*Collected Works*, vol. 2, par. 391). Dinamicamente, o *Self* pode ser considerado como um impulso inato em direção à totalidade. Como a pinha de um carvalho específico, o *Self* carrega o dom genético pleno e único que precisa para se desenvolver. Como inteligência inconsciente, se funcionar adequadamente, irá agir como um fator organizador na psique, orientando e ajudando o desenvolvimento psicológico.

Sensação — (Veja "Funções").

Sentimento — Uma das quatro funções básicas (veja "Funções"). De acordo com Jung (*Collected Works*, vol. 6, p. 434, par. 725), o sentimento é "um processo subjetivo para se estabelecer um critério subjetivo, de aceitação ou rejeição. A avaliação do sentimento se estende a todos os conteúdos da consciência ... quando aumenta a intensidade do sentimento, este transforma-se num *afeto* (ou emoção), isto é, um estado de sentimento acompanhado por nítidas inervações físicas".

Símbolo — A melhor expressão possível para algo desconhecido. Um símbolo age como um agente terapêutico ou ponte entre opostos irreconciliáveis, apontando o caminho para a solução de um conflito. Surge espontaneamente do inconsciente.

Sincronicidade (ou evento sincronístico) — Termo cunhado por Jung para expressar uma coincidência significativa que surge de um princípio não-causal de ligação, por exemplo, quando um evento externo coincide com um evento percebido internamente (sonho, visão, premonição etc.). A imagem interna ou premonição "tornou-se realidade". Nem uma coincidência e nem outra podem ser explicadas pela causalidade. Um evento sincronístico produz admiração e sentimentos numinosos no sujeito.

Sombra — Esse termo é usado para denotar o inconsciente pessoal — aqueles atributos, tanto negativos quanto positivos, dos quais o indivíduo não está ciente e que podem se tornar conscientes e integrados na personalidade consciente. De acordo com Jung (*Memories, Dreams, Reflections*, p. 386), a sombra é "a parte inferior da personalidade; a soma de todos os elementos pessoais e coletivos aos quais, devido à sua incompatibilidade com a atitude consciente escolhida, é negada a oportunidade de se expressar na vida e, portanto, fundem-se numa personalidade dissidente relativamente autônoma com tendências contrárias, no inconsciente". A sombra positiva consiste de potencialidades criativas desconhecidas.

Superego — Uma expressão freudiana. Aquela parte da psique ou personalidade que se desenvolve a partir da incorporação de padrões morais e proibições dos pais e, de forma especial, do pai, que age como inibidor dos impulsos libidinosos. É, grosseiramente, equivalente à consciência (Chaplin, 1968).

Tipologia — (Veja "Funções").

Transferência/Contratransferência — Projeção do analisando sobre o terapeuta e projeção do terapeuta sobre o paciente.

União dos opostos — A libido ou energia psíquica que alimenta e motiva o comportamento humano é gerada pela interação e tensão entre forças opostas (pulsões e inibições) na personalidade. A união dos opostos "significa a meta da individuação e a realização consciente do *Self*" (Edinger, 1978, p. 148).

Uroboros — Uma imagem circular arquetípica de uma cobra devorando o próprio rabo. Um símbolo do estado original de inconsciência, de totalidade indiferenciada. Nenhum elemento é percebido separadamente, do mesmo modo quando a criança está num estado de identificação com a mãe e o seu ego existe apenas como potencialidade no *Self*. Embora fisicamente separada da mãe, pode-se dizer que, psicologicamente, a criança ainda está dentro dela. (Veja "Imagem arquetípica da mãe".)

BIBLIOGRAFIA

AITE, PAOLO. "Ego and Image", *Journal of Analytical Psychology*, out. de 1978, Volume 23, n.º 4.

BOWYER, RUTH, "Lowenfeld World Techniques", Pergamon Press, Nova York, 1970.

BRADWAY, KATHERINE; SIGNELL, KAREN A.; SPARE, GERALDINE H.; STEWART, CHARLES T.; STEWART, LOUIS H.; THOMPSON, CLARE. *Sandplay Studies: Origins, Theory and Practice*, C. G. Jung Institute, São Francisco, 1981.

CHAPLIN J. P., *Dictionary of Psychology*, Dell Publishing Co., N. Y. C., 1968.

DUNDAS, EVALYN. *Symbols Come Alive in the Sand*, publicação da própria autora, 1978.

EDINGER, EDWARD F. "An Outline of Analytical Psychology", *Quadrant*, n.º 1, C. G. Jung Foundation for Analytical Psychology, Nova York, 1968.

EDINGER, EDWARD F. *Ego and Archetype*, G. P. Putnam's Sons, para a C. G. Jung Foundation for Analytical Psychology, Nova York, 1972. [*Ego e arquétipo*. Publ. no Brasil pela Ed. Cultrix.]

EDINGER, EDWARD F. "The Meaning of Consciousness", *Quadrant*, inverno de 1975, Volume VIII, n.º 2.

EDINGER, EDWARD F. *Melville's Moby Dick: A Jungian Commentary*, New Directions, Nova York, 1978.

FORDHAM, MICHAEL C. "Active Imagination and Imaginative Activity", *Journal of Analytical Psychology*, 1956, Volume I, Parte 2.

FORDHAM, MICHAEL C. *New Developments in Analytical Psychology*, Routledge, Kegan, Paul, Londres, 1957.

FORDHAM, MICHAEL C. *Children as Individuals*, G. P. Putnam's Sons, para a C. G. Jung Foundation for Analytical Psychology, Nova York, 1970.

FUNK & WAGNALL'S STANDARD DICTIONARY OF FOLKLORE, MYTHOLOGY AND LEGEND. Organizado por Leach, M., Nova York, 1972.

GROLNICK, S. A.; MEUSNTERBERGER, W. e outros. *Between Reality and Fantasy; Transitional Objects and Phenomena*, Jason Aronson, Nova York, 1978.

HARDING, M. ESTHER. "What Makes the Symbol Effective as a Healing Agent", *Current Trends in Analytical Psychology*, organizado por Gerhardt Adler, Tavistock Publications, Londres, 1961.

HARDING, M. ESTHER. *The Parental Image; Its Injury and Reconstruction*, G. P. Putnam's Sons, Nova York, 1965.

HUIZINGA, JOHANN. *Homo Ludens; A Study of the Play Element in Culture*, trad. por R. F. C. Hull, Beacon Press, Boston, 1955.

IONS, V. *Egyptian Mythology*, Hamlyn Publishing Group, Middlesex, Grã-Bretanha, 1968.

JACOBI, JOLANDE. *Complex/Archetype/Symbol in the Psychology of C. G. Jung*, trad. por Ralph Manheim, Bollingen Series LVII, Princeton University Press, Princeton, 1959.

JUNG, C. G. *The Collected Works of C. G. Jung*, editado por Herbert Read, Michael Fordham, Gerhardt Adler, William McGuire; trad. por R. F. C. Hull; Volumes 5, 6, 7, 8, 9-I, 9-II. Princeton (Bollingen Series XX), 1954. [*Obras Completas de C. G. Jung*, vol. V, VI, VII, VIII, IX/2. Public. no Brasil pela Ed. Vozes.]

NEUMANN, ERICH. *The Child*. Hodder and Stoughton. Londres, 1973. [*A criança*. Publ. no Brasil pela Ed. Cultrix.]

NEUMANN, ERICH. *The Origins and History of Consciousness*. Bollingen Series. XLII. Princeton University Press, Nova York, 1954. [*História da origem da consciência*. Publ. no Brasil pela Ed. Cultrix.]

PERERA, SYLVIA B. *Descend to the Goddess*, Inner City Books, Toronto, 1981.

REED, JEANETTE PRUYN. *Sand Magic*, J. P. R Publishers, Albuquerque, Novo México, 1975.

REICHARD, GLADYS A. *Navajo Religion; A Study of Symbolism*, 2.ª ed. Bollingen Series. XVIII, Princeton University Press, Princeton, N.J., 1974.

STEIN, MURRAY. "The Devouring Father", *Fathers and Mothers*, Spring Publications, Nova York, 1973.

STEVENS, ANTHONY. *Archetypes; A Natural History of the Self*, William Morrow & Co., Inc., Nova York, 1982.

STEWART, LOUIS H. "Sandplay Therapy: Jungian Technique". *International Encyclopedia of Psychiatry, Psychology, Psychoanalysis and Neurology*, 1977, Volume X, Aesculapius Publishers, Nova York, 1977.

ULANOV, ANN BELFORD. *The Feminine in Jungian Psychology and in Christian Theology*, Northwestern University Press, Evanston, 1971.

WEBSTER'S NEW INTERNATIONAL DICTIONARY, segunda edição, G. & C. Merriam Co., Springfield, Mass., 1958.

WEINRIB, E. L. "On Delayed Interpretation in Sandplay Therapy", *Arms of the Windmill*, C. G. Jung Foundation, N.Y.C., 1983.

WHITMONT, E. C. *The Symbolic Quest*, G. P. Putnam's Sons, para C. G. Jung Foundation for Analytical Psychology, Nova York, 1969. [*A busca do símbolo*. Publ. no Brasil pela Ed. Cultrix.]

WINNICOTT, D. W. *The Maturational Processes and The Facilitating Environment*, International University Press, Nova York, 1965.

WINNICOTT, D. W. *Playing and Reality*, Basic Books, Incorporated, Nova York, 1971. [*O brincar e a realidade*. Publ. no Brasil pela Ed. Imago.]

WINNICOTT, D. W. "Transitional Objects and Transitional Phenomena", *Through Pediatrics to Psychoanalysis*, Basic Books, Incorporated, Nova York, 1975.

NOVAS BUSCAS EM PSICOTERAPIA
VOLUMES PUBLICADOS

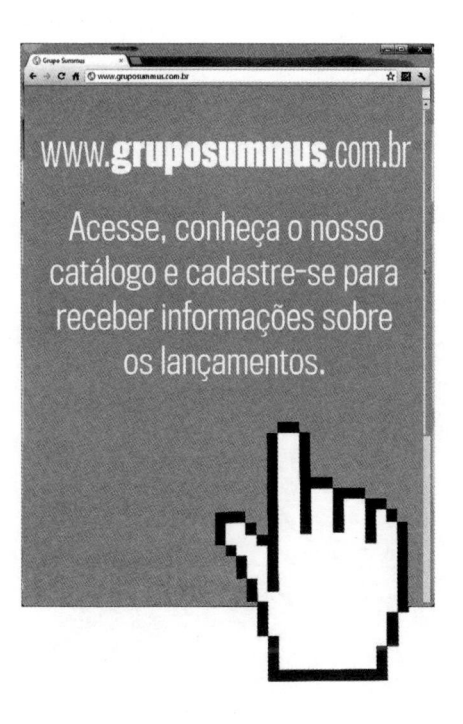

www.**gruposummus**.com.br

Acesse, conheça o nosso catálogo e cadastre-se para receber informações sobre os lançamentos.

www.gruposummus.com.br

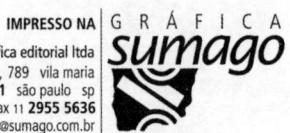

IMPRESSO NA GRÁFICA sumago

sumago gráfica editorial ltda
rua itauna, 789   vila maria
02111-031 são paulo   sp
tel e fax 11 2955 5636
sumago@sumago.com.br